邹春蕾作品

U0225634

24节气

营养育儿新主张

邹春蕾 著

中国妇女出版社

目 录
Contents

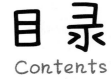

上篇　中国式育儿基本理念

下篇 24节气营养育儿方案

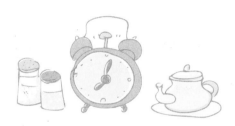

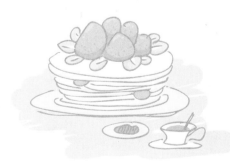

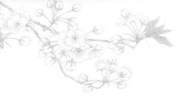

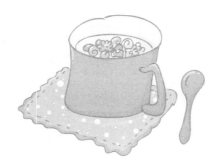

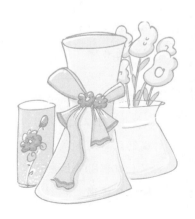

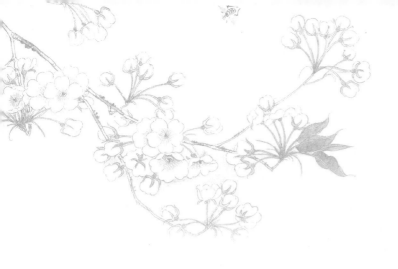

寻找适合中国宝宝的育儿方法

　　怎样才能养育一个健康、聪明的宝宝？这是我在婴幼儿营养咨询过程中父母最常问到的问题，也是父母们最大的心愿。

　　每天面对家长们事无巨细的询问，我深深体会到，无论时代如何发展，父母对子女浓浓的爱是不会改变的。但爱的愿望不等于爱的能力，我经常看到，一家人为了孩子的吃喝拉撒睡绞尽脑汁，但孩子总是出现这样、那样的健康问题。孩子一生病，父母如临大敌，带着孩子上医院、吃药、打针、输液，几次之后，孩子的身体越来越差，有的小小年纪就成了"老病号"。

　　和我们父母所处的那个年代相比，今天，为人父母者对孩子的关注度更高，获得育儿知识的途径更多，物质生活条件也更好了，可为什么孩子的健康问题却越来越多了呢？因为育儿方式和成人的生活方式是密切相关的，现代人与自然的割裂，对技术的迷恋，过度的物质消耗，对营养补充剂的依赖，黑白无序的生活起居……这些都会潜移默化地影响我们的育儿生活和孩子的成长。

在成人社会，现代生活方式所带来的健康问题越来越严重，人们开始重温古代先贤天人合一的生命智慧，回归人类在大自然中应有的位置，顺应天地自然、四季更替的法则，根据体质特点饮食、起居，重新回到健康生活的轨道上来。育儿生活同样如此。我始终认为，育儿方式必须和教育一样，要考虑到文化、地域、环境的因素。在global village（地球村）时代，适合西方国家的育儿理念和方法一定适合中国吗？对西方的舶来品，如果缺乏理性的思考和科学的分析，很可能会从一个极端走向另一个极端。

从2004年开始，我就在探索如何将中国古代的育儿智慧和西方的现代营养学体系相结合，和中国的父母、老师、育儿专家们进行了广泛的交流，有时候也深入一些家庭手把手地帮助父母们掌握科学的喂养方法。面对来自不同国家、不同地域，有着不同文化背景和专业知识的父母、前辈、专家们，交流和解决问题的过程让我受益良多。

在这样不断积累和整理的过程中，中国妇女出版社的编辑刘宁女士找到我。她不但非常认同我的营养育儿理念，还非常真诚地帮助和鼓励我把这个理念传播给更多的中国家长。于是，我完成了《宝宝常见病预防调养食谱》和《怎么吃，宝宝才能聪明又健康》两部书稿的写作，对中国式营养育儿方法进行了初步的总结。这两部书稿出版后，得到出版社和广大读者的认可，他们希望我能继续将自己的思考、实践整理成书，大力推广中国式育儿的理念和方法。

家长们的信任和鼓励促使我用更审慎和严谨的态度，全身心地投入到第三本书的写作和整理过程中。通过这本书，我首先想告诉家长的是：孩子的健康，自然气候是外因，身体素质是内因——这是中国式育儿的一个核心理念。因此，我们要了解自然气候的变化规律和孩子的先天身体素质，这是健康育儿的基础。古人总结出成熟而系统的24节气保健方法和体质养生理论，这些理论和方法同样适用于婴幼儿。本书详细介绍了婴幼儿常见的8种体质及保健重点，针对24节气婴幼儿的常见问题，在具体分析其发育水平的基础上，提供了详细的养育思路和营养方案，不仅让家长知道孩子在各月龄的发育指标（详见书后附录），更让家长了解怎样做才是孩子在此发育阶段最适合的饮食结构和护理方法，为什么要这样做。

　　四时有序，万物有灵，我们平时吃的一花一草、一蔬一果都可以找到相对应的食物作用，配合节气、地域环境与宝宝的个体差异，运用这些规律整理、归纳出一套健身强体的宝宝饮食方案，让宝宝既能享受美味又能强健体魄，健康育儿将是快乐而丰足的过程。

　　这本书的写作过程比较长，除了因为我要把主要精力要放在家庭外，另外一个原因是，对养育孩子过程中不断遇到的新问题，我总觉得还有很多不足之处应该去完善。2012年底，我取得国家二级心理咨询师的资格，同时师从首都师范大学教育学前辈，从营养、教育、心理三方面去审视以前出版过的两部书稿，发现对于中国现阶段的孩子教养问题，我还存在着太多的未解和疑惑。本书还有很多不足之处，之所以决定出版，是希望能抛砖引玉，引起大家对婴幼儿营养以及父母教养态度和教养方法的重视。这本书出版的意义更多地趋向于和中国家长分享一些心得体会，希望这本书能成为和读者广泛交流育儿经验和教训的平台。

不同的人看待同一事物，会有不同的利弊得失观；即使是同一个人，过去、现在、未来，看待事物的角度也会有所不同。面对千变万化、五光十色的世界，多一个角度，多一些理解，多一层思考，多一点经验，是我想通过本书展示给中国家长的一个理念。

在本书成稿过程中，我深深体会到自己在古文阅读以及文稿写作上的欠缺，不足之处，希望家长和专家们批评指正。众多家长、编辑、学者朋友对本书的写作给予了很大帮助，在此特致谢意！

邹春蕾（Rayman妈妈）

2013年12月于北京

育儿从改变自己开始

　　《箴言》是以色列历史上最有智慧的君王所罗门写给自己的孩子和世人的训言，其中有一段是这样写的："你要保守你心，胜过保守一切，因为一生的果效，是由心发出。"

　　"一生的果效，是由心发出"，我们教养孩子的时候不也是如此吗？

　　我们平时的一言一行、一笑一怒都是自己世界观、价值观、人生观的体现，孩子在睁大眼睛模仿和学习我们的行为、意识、观念并形成自己的认知体系。

　　很多年轻父母抱怨孩子不爱吃粗粮、爱吃肉、不爱吃菜等种种问题，通常我的第一个问题就是："你爱吃吗，经常做吗？"父母内心排斥的东西，与你心灵相通的孩子接受的几率有多大（见样学样是肯定的，即使你没用语言表达）？

　　现在的孩子情商非常高，也是最能把我们看透的人。如果家长做不到，却批评和指责孩子，这种教养方法能够被孩子接受吗？

毫无疑问，只要是亲生的孩子，在胎里就带着父母的饮食好恶。他们通过血液、羊水、母亲的体液、声音、意识等种种途径接受这些潜意识的影响。父母有意识地教育孩子的同时，孩子客观上也会把父母潜意识中的不足继承下来。

古人云：其身正，不令而行；其身不正，令而不行。如果我们对孩子的要求是我们身体力行的，教养便会水到渠成。

面对汉堡包、薯条、膨化食品的诱惑，我的儿子会说："妈妈说那是垃圾食品，吃了对身体有害！"眼睛里强烈的渴望我能接收并体会到，但孩子对自我行为的约束和控制是更值得父母骄傲的！毕竟孩子将来要面对的诱惑太多，让孩子尽早学会如何选择取舍、分辨是非、自我控制和管理，这才是父母对孩子大爱的体现！

为人父母，我们已经可以清楚地分辨对错是非。思想和生活上成熟、稳定的父母更能养育出健康、聪明的宝宝，有责任感的父母会主动思考：现有条件下，能够给孩子提供什么？什么是应该接受的？什么是不应该接受的？父母的一个重要责任就是帮孩子把好这道关，以及怎样把健康、科学的生活理念传递下去。在孩子的生命之初就应该开始规划孩子的未来，教授孩子生活基础知识，培养他们的自我控制和自我管理能力是非常必要的。

古人曾说："少成若天性，习惯如自然。"若是我们让孩子从小养成健康的饮食习惯，长大了孩子不仅能很好地适应环境，而且所思所行都会自然从容。

你的内心是否有爱，是否摆正心的位置，是否尊重知识和规矩，比你对孩子提什么要求重要得多。可惜很多家长不明白这个道理，只追求方法而不反思自己的理念，这种只想用计、不想用心的功利态度结果往往事与愿违。

为了孩子，做父母的要重新成长。只想改变孩子而不想改变自己的父母，古往今来很少有成功的。

认识到父母这个岗位的重要性就有了谦卑的学习态度，我们就可以开始系统地学习关于孩子营养健康的功课了。

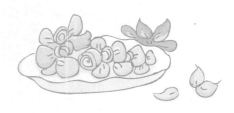

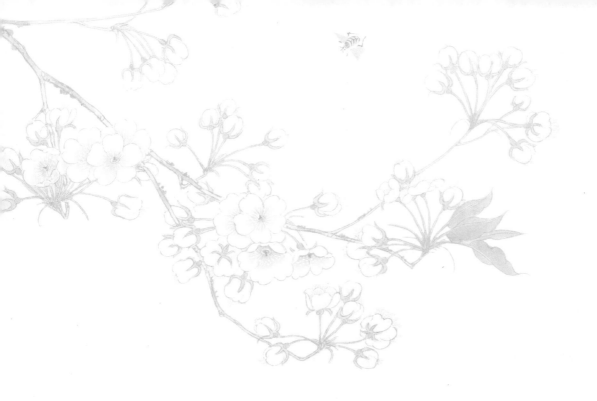

上篇

中国式育儿基本理念

一、体质是宝宝健康的内因

体质，即机体素质，是指人体秉承先天遗传并受后天多种因素影响所形成的与自然、社会环境相适应的功能和形态上相对稳定的固有特性。体质是健康的内因，决定着人对某些致病因素的易感性。同样的致病条件，有的人感而生病，有的人却安然无恙。即使患同一种病，不同体质的人，病症表现也很不相同。

虽然西方医学也有30多种体质类型学说，但都未能直接指导临床实践与养生康复，真正将体质学说和养生保健、疾病诊治密切结合的是我国的传统医学——中医。中医认为，人的体质有寒、热、虚、实之分，根据自己的身体情况，随同季节变化，选择适合自己的养生办法，才是有益健康的养生之道。

成人的健康维护如此，孩子的科学养育亦如此。了解孩子的体质特点，给予相应的膳食调养和日常照护，是科学育儿的第一步。

1.小儿常见的8种体质

※健康型体质

如果让我给健康的宝宝画一幅肖像，他应具有以下特征：

体形	身体比较结实，与相同身高、体形的宝宝相比体重较重（因为各种营养素沉积到骨骼、肌肉的比例比较高）。
面色	面色比较红润，眼神灵活，嘴唇红润。
精神状态	精力旺盛，声音饱满。
饮食特点	吃饭香。
大小便	大便如香蕉状，每天清晨1次；小便呈淡黄色，清明透亮，无异味。
其他特征	指甲无坑或白点，发质、皮肤润泽。

　　这类宝宝因食谱广泛，营养摄入比较均衡（这点很重要），很少生病。在复杂的环境当中，抵抗力比较强，即使感冒、发烧，通过食疗或者性质和缓、颜色清亮的中药就能很快恢复。

　　我所见过的最健康的宝宝应该就是壮壮了，这个3岁的小男孩，妈妈在怀孕前就开始通过饮食排毒和调养。因为贫血，食疗调整了半年才怀孕。妈妈基本对他是散养式的，"小伙子"出生后哭声那叫一个洪亮，吃奶有劲，基本上妈妈两侧乳房都吃空才罢休；两个半月就会翻身，添加辅食的时候来者不拒，妈妈喂饭的时候，几乎每次都是把着碗抢着吃；发烧、感冒、腹泻等小问题很少发生。

　　今年夏天看他的时候，小家伙因为整日在外面跑晒得黑黑的，小胳膊、小腿跟棒槌节似的，走起路来蹬蹬响，吃东西也非常香，几乎不挑食。我和他妈妈聊天，壮壮就在一边自己玩，玩累了一歪脑袋靠着被子就睡了，一点儿都不娇气。壮壮妈妈说，建立正常的饮食习惯很重要，这样为宝宝打下的身体素质才是给宝宝未来最宝贵的财富。

※寒型体质

体征特点

体形	身体瘦弱（先天虚寒体质表现明显，后天体征表现不明显），与相同身高的宝宝相比体重较轻，肌肉松弛无力。
面色	面色苍白或发青。
精神状态	精神萎靡、行动无力，不爱活动，情绪不高。
饮食特点	不主动吃饭，吃饭不香。喜欢吃温热的食物，吃生冷油腻容易腹泻。
大小便	大便较正常宝宝稀软溏泄，尿量多且色淡。
其他特征	这类宝宝身体机能、代谢活动比较慢，多见贫血、怕冷，身体和手脚容易冰凉。经常腹泻下痢。因为吸收不好，抵抗力比健康宝宝要弱。

护理指导

◎海盐包是个很好用的方法，对因外寒引起的呕吐、腹泻、发烧、打嗝等情况效果显著。属于家庭常备方，简单易行，价格实惠，建议有婴幼儿的家庭必备。

【使用方法】500克海盐，50克花椒，50克小茴香，搅拌均匀后用微波炉最小功率慢慢加热（大火容易糊），然后装入布袋里，给腹泻、呕吐的宝宝敷肚子，宝宝打嗝或者放屁以后就好了。风寒咳嗽的宝宝需要敷后背肩胛骨肺俞（背部第三胸椎棘突下，左右旁开2指宽处）的位置，但要注意温度。一般根据年龄划分，0～1岁每次10分钟左右，每天3～5次；1～3岁每次20分钟左右，每天3～5次。好了以后就不用热敷了。

◎艾条：先天虚寒体质适用。建议由专业中医师操作。如果家长操作注意别烫到宝宝，具体操作方法应咨询中医师。

※ 热型体质

体征特点

体形	体形壮实，肌肉紧实圆润。与相同身高、体形的宝宝相比，体重较重。
面色	颜面潮红，眼睛特别容易出现红血丝。
精神状态	情绪容易亢奋、急躁，爱发脾气。
饮食特点	贪吃（胃亢进，肠胃肌肉蠕动过快）。不喜欢吃热的食物，喜欢吃温度比较低的东西，比如凉水、冰镇饮料、水果等。
大小便	常便秘，尿量少而黄。
其他特征	常口干舌燥，身体易上火、发炎；睡觉不踏实，经常撅着屁股睡觉或来回翻腾；眼睛容易出眼屎；内热的宝宝还特别容易外感，外感后高烧的比例比较高。

从成因上分析：小宝宝的脏腑功能发育还不完善，而且在中医看来，小宝宝又属于"纯阳之体"，生命力非常旺盛，如果再加上地域（内陆多为燥热，沿海多为湿热）或者节气原因，更容易上火。

切不可认为宝宝一上火就需要喝冰糖梨水，因为虽然都是上火，但引起上火的原因却不尽相同。按照中医的理论，上火分很多种，常见的上火表现有4种：肺火、胃火、肝火、心火，妈妈们需要采用不同的饮食调理策略清热去火。

◎ 肺火

【症状表现】

这类孩子比较多，典型特征为舌尖红、舌苔白厚、咳嗽有痰、鼻塞、咽喉肿痛、流黄鼻涕，上呼吸道总是发生问题，咽喉红肿或者咳嗽等。

【引发原因】

如果天气干燥，阳气较盛的季节和地域，外界环境很容易导致宝宝产生肺火，这就不难解释为什么有的宝宝到了一定节气和地域容易发生上呼吸道感染。另外，宝宝本身脏腑功能较弱，饮食不节、挑食、偏食、暴饮暴食、喝水少、穿得多、积食等也是引发肺火的常见原因。积食会导致宝宝多汗多痰，宝宝出汗后被风一吹就容易着凉，出现上呼吸道感染。

【饮食调理方案】

去肺火的基本原则是饮食清淡，不要吃过于油腻的食物，多饮水。饮食调理可重点选择凉性入肺经的食材，例如：梨、荸荠、白萝卜、杭白菊、桂花、甘蔗、北沙参、太子参等。

【清肺火小食谱】

冰糖雪梨银耳汤：将银耳提前泡发，将雪梨切小块，与冰糖一起放入冷水中，文火熬制1小时即可。小宝宝饮汤，大一点的宝宝可以将汤和银耳、雪梨同服。适合10个月以上宝宝服用。

荸荠馅小馄饨：荸荠去皮、剁碎，挤去部分水分，放入适量橄榄油、生鸡蛋，用筷子顺一个方向搅匀；标准粉用温水和匀，盖上湿布放置半小时(醒面)，擀成馄饨皮，包馅后煮熟即可食用。适合12个月以上宝宝食用。

◎ 胃火

【症状表现】

这类宝宝非常容易积食，也就是中医说的疳积，是疳症和积滞的总称。疳是指因喂养不当、脾胃受伤，影响生长发育的病症；积滞是因乳食内积、脾胃受损而引起的肠胃疾病，以腹泻或便秘、呕吐、腹胀为主要症状。其他症状还有舌苔白厚或舌苔发黄、口臭、不爱吃饭、脘腹胀痛、打嗝、手脚心热、大便干燥或大便不调等。

【引发原因】

宝宝的脾胃功能比较娇嫩，胃肠的消化功能较弱，加之爸爸妈妈总是担心宝宝吃不饱，下意识地给宝宝吃过多的食物，加重了宝宝的胃肠负担，导致宝宝积食。另外，没有节制地吃零食，或者经常吃过凉的食物也会导致宝宝有胃火。

【饮食调理方案】

降胃火的基本原则是饮食清淡，少吃甜食，少吃冰凉的食物，不要让宝宝吃得太饱，尤其是晚上，不要吃太多。因为宝宝的胃实际上只有他的拳头那么大，过多的食物只能加重他的胃肠负担。另外，较大的宝宝还要注重饮食的多样性，五谷杂粮皆能养胃。胃火容易导致宝宝脾胃不和，所以妈妈在降胃火的同时还要注意调理宝宝的脾胃。常见的去胃火食材有山楂、萝卜、薏米、山药等。

【清胃火小食谱】

山药草莓汤：将山药（两寸长即可）去皮、切片，加水适量煮烂。将煮烂的山药碾碎、搅匀盛在小碗中。取高粱米大小草莓果肉3~4块，点缀在山药汤的上面。适合6个月以上宝宝食用。

薏米粥：提前一天将薏米用温水泡软，将薏米放在水中，煮到开花，加入切碎的水果粒（例如草莓）。适合10个月以上宝宝食用。薏米水不宜多喝，每天以100毫升~200毫升为适宜。

双芽水：主药生谷芽（男9克、女8克）（同仁堂叫"生稻芽"）、生麦芽（男9克、女8克），水开后煎3~8分钟即可。当水饮，不分次数。连续服用两周后，可改为每周2~3次。脾胃湿热、咳嗽的宝宝加枇杷叶6克~7克同煎，以预防舌苔发黄。

食欲过于旺盛、胃强脾弱的孩子可常服此方，并可在宝宝的枕头下面塞一包约50克的苍术，以抑制食欲。

《黄帝内经》云：

"人以水谷为本，故人绝水谷则死，脉无胃气亦死。""五谷为养，五果为助，五菜为充，五畜为益。"人的生存是依靠饮食水谷为根本，水谷的精微都是由脾胃制作成气血输布到全身的，所以断绝了水谷人就要死亡。五谷是养命之根本，被放在了首要的地位，其他的蔬、果、畜都是辅助和补充。

现代人一说起脾胃不好，首先想到的是该吃点什么来补补，而双芽水的重点却不是在于补，而在于清。如果体内垃圾很多，好的东西如何能进到体内呢？现代人对营养物质的摄取是前无古人的，但很多人吃了好东西，健康水平不仅没有得到提高，反而得了"三高"；小儿则经常生病，令家长苦恼不已。

所以双芽水的高明之处在于消食和中、健脾开胃，可以有效改善食积不消、腹胀口臭、脾胃虚弱、不饥食少等症状，性质平和，适合现代人长期服用。

曾经有一位怀孕3个月的妈妈跟我说她腹胀得很难受，问我有什么办法。我就让她喝双芽水。虽然她只买到生麦芽，但喝后效果依然非常好！所以，建议脾胃不好的成年人也可以服用双芽水！不煎都没关系，平时开水冲泡当茶饮即可。吃肉后还可加上几片干的山楂来消食。

【注意】老人喝的话，一定要兑白萝卜汁喝。

◎ 心火肝热

【症状表现】

心火肝热主要表现为脾气急躁、情绪起伏较大、盗汗、睡眠不安、多梦、口渴、口干舌燥、口臭、口腔溃疡、尿黄、舌苔增厚、眼干（总是拿手揉眼睛）、眼屎增多等症状。

【引发原因】

心火、肝火旺盛也是一个心理症状，家庭生活环境有变化的时候，也会导致孩子在行为上表现出一些心火、肝火旺盛的症状，家长要注意调节。

【饮食调理方案】

心火肝热的宝宝饮食调整应多选红色（入心经）、绿色（入肝经）的凉性蔬菜、水果，例如草莓和番茄（红色凉性），而红枣（红色温热）则不适宜。现代家长多喜欢用温补食物，而忽视蔬菜、水果的摄入量，也是引发心火肝热的一个重要原因。

【清心火、肝热食谱】

薏米莲子粥：薏米30克，莲子10克，加水同煮至豆烂，酌加冰糖，早晚分服。适合8个月以上宝宝食用。

冬瓜汤：带皮冬瓜250克，切块，煮汤食用。适合6个月以上宝宝食用。

黄瓜煎：黄瓜皮30克，加水煮沸3分钟，加糖适量，1日3次，分服。适合6个月以上宝宝食用。

绿豆海带粥：绿豆30克，水发海带50克，红糖适量，糯米适量。水煮绿豆、糯米成粥，调入切碎的海带末，再煮3分钟加入红糖即可。适合10个月以上宝宝食用。

护理指导

◎ 加大活动量，促进新陈代谢，把热量代谢出去。

◎ 多喝水，观察尿的颜色以淡黄、清澈、无异味为健康标准。

◎ 保持室内正常的湿度和温度。冬天有暖气的家庭打开加湿器，夏天潮湿的环境保持干燥通风即可。

◎ 清天河水。天河水属于逆心包经，清理心火肝热有效。

【操作方法】从宝宝的手腕内侧轻轻地推向手臂内侧，直到肘部的内侧。建议只推左手。0～1岁，保健每天推100下，治疗（例如退热）推200下；1岁以上，保健每天推200下，治疗推300下。注意要给宝宝胳膊上涂抹润滑油或者润肤油，防止对娇嫩皮肤的损伤。睡眠期间按摩和白天醒着的时候效果一样，如果宝宝不愿意，可以等宝宝晚上睡着了以后做。

【操作要点】很多家长认为按摩应该是下重手，而清天河水则用到轻飘飘的手法，犹如羽毛拂过，有微微发痒的感觉（中医流派众多，我的老师是这样传授的，供家长们参考）。

【方向】只能左手，只能从手腕向手肘内侧推行。

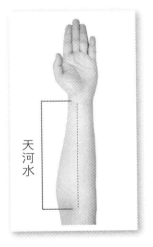
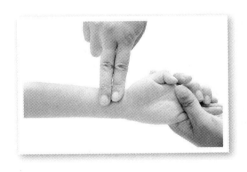

我是通过做游戏的方式让宝宝接受按摩的：拿住宝宝的左手说："让妈妈摸摸宝宝的小胳膊长肉了没有？"然后问宝宝："长了没有？"宝宝回答后，妈妈重复上面的动作。至于问什么问题或者做什么游戏，家长可以自由发挥。也可以让宝宝用嫩嫩的小手给家长做，互动起来宝宝会更喜欢。

※ 虚型体质

体征特点

体形	身体瘦弱，皮肤触手松弛、柔软。
面色	面黄肌瘦或黄白不均匀，甚至面有青白之色，有下眼袋或鼻梁有青筋。
精神状态	少气懒言，不爱活动。
饮食特点	饭量小，或对吃无兴趣。
大小便	大便溏软，小便短小无力，颜色淡。
其他特征	这类宝宝多见先天不足或后天失调，对病毒的抵抗力减弱，所以免疫力很差，容易引起体虚盗汗，手心、脚心常湿，晚上睡觉常流冷汗。

虚型体质又可分为肺卫不足型、脾胃不足型和禀赋不足型3类：

◎ 肺卫不足的宝宝呼吸道的抗病能力比较差，常容易伤风感冒、多汗、痰多，严重时有呼吸喘急的现象，时发时止，身体健康也受到影响。

这类宝宝适合多吃有养肺功效的食物。肺属金，金系食物对应的主要是肺脏，大多是白色食物。它们性情偏平凉，能健肺爽声，还能促进肠胃蠕动，强化新陈代谢，让肌肤充满弹性与光泽。推荐食物：洋葱、大蒜、梨、白萝卜、山药、杏仁、百合、银耳、白果、荸荠等。

另外，脾土生肺金，肺卫不足的孩子除了多吃白色食物外，还应多吃五谷杂粮（参考胃火部分）以养胃气、生脾土。同时注意，脾乃生痰之器，如果宝宝痰多咳嗽，多是吃多了肥厚甘腻的食物引起；反之，如果宝宝干咳，可以多吃滋阴润肺的食物调整。家长要注意减少或不吃脱水食物，例如薯片或烧烤等进入身体产生负压、吸收水分的食物。

◎ 脾胃不足的宝宝多表现为肠胃功能紊乱：饮食不佳，体重不增，消瘦，消化不良，容易出现呕吐、腹泻或便秘、腹胀、乏力等症状。

◎ 禀赋不足的宝宝常有某些先天的缺陷或后天失调、发育欠佳或有五迟五软（五迟为立迟、行迟、发迟、齿迟、语迟；五软为头软、项软、口软、手软、足软）等表现，甚至一出生就有过敏症状或者过敏症状较一般宝宝严重。

护理指导

小儿内脏全而未熟，熟而未壮。尤其是消化系统的发育，肠胃神经、肌肉、消化分解酶的数量和质量，都需要一个逐步提高和健全的过程。很多家长带宝宝看中医，大多会得到"脾胃不合""脾胃虚弱"等专业名词，其实多数是由于家长给予宝宝的食物过多、过于复杂导致的消化系统障碍。简单地说，就是由于食材数量和种类、进食方法和时间等与宝宝的发育不相匹配，内脏负担过重导致的消化不良，而不是中医意义上的先天内脏发育虚弱。父母要区别对待！

◎ 肺卫不足的宝宝可以用海盐包热敷后背肺俞位置，脾胃功能较差的宝宝可以热敷肚脐以上的位置。海盐包配方中海盐性辛凉，花椒、小茴香性辛热，三者配伍中正平和，能够加强局部新陈代谢，促进脏器发育成熟，提高营养吸收率，补中益气，调和五脏。

风寒性腹泻、呕吐、咳嗽每日早中晚热敷3~5次，用于保健可每天晚上睡觉后热敷10~15分钟。

◎ 五谷为养，粗粮五谷和坚果类是补中益气最好的食材。亚系体质的体虚宝宝最应该在膳食结构中增加本地盛产的谷物杂粮、坚果类食物比例。

※湿型体质

体征特点

体形	体形多见肥胖（因为体内水分、营养过剩但代谢不出去），动作迟缓。
面色	早晨眼皮肿或有下眼袋，舌苔厚腻或舌体胖大，或舌边缘有明显齿痕。
精神状态	上午爱睡觉，不爱活动。到该吃饭的时间没有饥饿感，而且什么也不想吃。吃一点东西就感觉胃里胀胀的。在吃饭的过程中有隐隐的恶心感，好像吃下去的东西自己往上顶。
饮食特点	这类宝宝最典型的特征是特别喜欢吃肉、奶油等肥甘厚腻的食物。
大小便	常常腹鸣，大便溏烂，容易下痢腹泻。小便无症状。
其他特征	痰液分泌较盛，容易咳嗽多痰；皮肤容易起病变，生荨麻疹、湿疹、脂漏性皮肤炎等皮肤病，成年后还特别容易血压高（有资料表明12岁就可能出现这种症状）。

护理指导

◎湿型体质的宝宝多形体肥胖，不爱动，还特别容易疲倦，所以最好能长期坚持体育锻炼，活动量应逐渐增强。

◎ 注意远离潮湿的环境，注意保养脾胃（家长需要根据孩子实时的胃肠蠕动和吸收率、胃酶的分泌情况等来确定孩子的发育进程，给予相符的食物），养成良好的生活习惯。

◎控制饮食很重要。食疗上首重戒除肥甘厚味，不要暴饮暴食和进食速度太快、细嚼慢咽有助于宝宝的脾胃功能和食物运化。远离引起湿滞的食物；过于肥厚甘腻的食物、尤其是高蛋白的肉食要减少摄入；过于咸甜的食物（成人吃多了，嗓子里也会有痰湿出现）；添加剂过多的食物，身体排毒机能启动的时候，肝肾脾脏器官压力增大，也会造成身体运化不及生湿。

◎宝宝应该以健脾、去湿、化痰、利尿食物为主，应常吃味淡性温平的食品，多吃些蔬菜、水果，尤其是一些具有健脾利湿、化淤祛痰的食物，更应多给宝宝食用。

【宜】粳米、小米、玉米、扁豆、薏苡仁、红小豆、蚕豆、山药、栗子、芡实、杏仁霜、莲藕粉、茯苓饼、冬瓜仁、牛肉、羊肉、狗肉、鸡肉、鹌鹑、紫菜、海蜇、海带、鲢鱼、鳟鱼、带鱼、泥鳅、黄鳝、河虾、海参、鲍鱼、白萝卜、豇豆、洋葱、包菜、冬瓜，芥菜、韭菜、大头菜、香椿、辣椒、大蒜、葱、生姜、香菇、荸荠、白果、木瓜、杏、荔枝、柠檬、樱桃、杨梅、槟榔、佛手等。

【忌】限制食盐的摄入。不要给宝宝吃肥甘油腻、酸涩的食物，如李子、饴糖、石榴、枣、酸柚、柿子、枇杷、砂糖、田螺、螺蛳、鸭肉、蚌肉、牡蛎肉、梨、山楂、甜菜、枸杞子等，容易生痰。少吃油脂含量很高的各种油炸、油煎食物。杜绝甜食。

※ 风型体质

风，指机体对外来物作出迅速反应，犹如风，来得快，去得也快，一般不会在体内占有很大比例，及时调整即可避免不利影响。

体征特点

体形	多数宝宝身材偏瘦，要吃胖绝非易事。外形通常不是高瘦就是瘦小。身材只是参考，绝非判断体质的重要标准。
面色	面色较苍白或者黄白不均匀，通常有眼袋，而且比较重，眼睛瞳孔颜色比较深。或者鼻梁有青筋。发质较硬，卷发。指甲脆弱，易断裂。食指外侧紫线过风关穴（食指掌面近端指关节横纹中点）。不大排汗，皮肤容易干燥龟裂，可能有冬季痒的情况。脉搏细微、快速、不稳定。肤色偏深，易晒黑。
精神状态	喜欢阳光、温暖的气候，即使是夏天，手脚有时也会突然冰冷。
饮食特点	平时很少有口渴感，不喜欢凉的环境和食物。喜欢点心、小吃多过吃正餐。
大小便	大肠蠕动不规律，大便干硬，易便秘。小便无症状。
其他特征	风型宝宝的最大健康障碍来自肠胃和神经系统，例如睡眠质量不好，容易受惊，容易肠胃不适。平静的心态、安静的环境以及温和的饮食很重要。

护理指导

◎ 消化功能时强时弱，家长要根据宝宝的体征调整宝宝的饮食量和食材组成。

◎ 风型宝宝容易受惊，且睡眠浅，容易醒来，同时这类宝宝比较敏感。所以经常要吃一些安神定惊的食物，甚至需要家长给予一些精神上的安慰。

【受惊的症状】小孩被吓到的"惊"不是高温惊厥（惊风）的"惊"，玩得太高兴、太兴奋也是惊。睡觉和醒着的时候总有点一惊一乍的。孩子睡觉的时候，家长可以摸孩子的手心，如果手心嘣嘣直跳也是惊的症状。另外，可以观察孩子睡眠时是否眼睑半睁半闭，眼球晃动频繁或者呆滞，小手扣紧（正常是时松时紧），小舌头不贴紧上牙膛，而是松散在下。脑袋上青筋暴露或者鼻子、眼睛中间的位置发青。严重时宝宝会表现为烦躁不安、夜睡不宁、反复哭闹、浑身热、不睡觉等和感冒类似的症状。

【原因和处理方法】放炮、小狗叫或者追、似睡非睡的时候有突然的声音、白天玩得太兴奋、生人来往比较多，等等。有时节日的鞭炮声、突然的装修声也容易惊吓着宝宝，如果孩子节日期间白天见到的人很多，很热闹，也容易惊。父母可以适量控制来访的人数和环境的变化。

【受惊后的饮食】6个月前可以使用柠檬水（感光食材，建议夜晚服用，白天易生斑）、小米粥汤、红枣枸杞水，适当的糖分可以增加孩子的血清素，对安神比较好。比如香蕉，可以适量给孩子吃半根。6个月以后可以加绿豆莲子粥、猪血、百合、龙眼、藕、虾、蛤蜊、心肝类，也比较有效果。

※燥型体质

体征特点

体形	身子常有发热的感觉，人也十分怕热。
面色	脸常红红的，像刚做完运动似的。舌苔较红，同时有厚厚的黄苔。
精神状态	脾气较暴躁，不容易与人相处。
饮食特点	经常口干舌燥，口苦并有口臭。喜欢喝冷饮，冰水等。
大小便	尿液少且赤黄，常便秘，且大便干硬。
其他特征	无论温燥还是凉燥，其结果都会导致阴津耗损，出现皮肤干燥和体液丢失等症状，并伤及宝宝尚未成熟的肺部，表现为口干、唇裂、鼻塞、咽痛、阵发性干咳，甚至流鼻血或咯出带血的痰等一系列类似上呼吸道感染的干燥症。容易上火，主攻为肺，为春、秋、冬季首要防护之脏器。

护理指导

◎中医有"常笑宣肺"一说，而现代医学也有研究证明，笑对机体来说的确是最好的一种运动。不同程度的笑对呼吸器官、胸腔、腹部、内脏、肌肉等器官有适当的协调作用，尤其是对呼吸系统，大笑能使肺扩张，人在笑时还会不自觉地进行深呼吸，清理呼吸道，使呼吸通畅。另外，在开怀大笑时可吸收更多的氧气进入身体，随着流畅的血液行遍全身，让身体的每个细胞都能获得充足的氧气。

◎呼吸清肺：适度的呼吸动作有助于清肺。引导宝宝养成深呼吸的习惯。

◎按摩护肺：一是按迎香穴（在鼻翼旁开约1厘米皱纹中）；二是叩肺腧穴（背部，第三胸椎棘突下，旁开1.5寸），有健肺养肺之功效，并有助于体内痰浊的排出，且可通脊背经脉，预防感冒。

◎运动健肺：秋季助收藏，故进行锻炼时应以静功为宜。夏季游泳，秋冬季用凉水洗脸洗手的生活习惯对肺的发育很有裨益。

◎宝宝鼻喉黏膜娇嫩，鼻腔干燥，易出现喉部发痒，甚至出现干咳，累及上呼吸道，引发感染；同时皮肤干燥、汗液蒸发较快，较容易上火，大便干硬，应以润燥生津、清热解毒及助消化的食物为主。在宝宝出现鼻燥、唇干、咽痛、干咳时，除了要多喝水、多吃果蔬，如菠菜、空心菜、苦菜、苦瓜等，同时一日三餐也可适当煮些滋阴养肺的粥来喝。方法很简单，可视症状选滋补肺阴、清除燥热、甘寒汁多的食物，如：

【水果】甘蔗、香蕉、山竹、猕猴桃、火龙果等。其中，柚子是最佳果品，可以防止宝宝最容易出现的口干、皮肤粗糙、大便干结等燥现象。

【蔬菜及其他】银耳、百合、银杏、莲藕、莲子、菱角、白菜、山药、荸荠、杭白菊、胡萝卜、冬瓜，以及各种豆类及豆制品、带壳的蛤蜊豆腐汤、玉竹等药材或食材等均可入粥，以润肺生津。

◎避辛腥食品刺激。牛羊肉鱼不吃为宜。肉类食品多食用白肉类，水果类的食用要特别注意，不要食用容易上火的水果，比如菠萝、榴莲、桂圆等。

※ 特异型体质

特异型体质也称过敏体质，那么什么是过敏呢？简单地说，身体的免疫系统会对外界和体内的环境作适当的调整，以维持身体环境的稳定。当外界有异物（抗原）进入身体内，身体的免疫系统就会开始发挥作用，产生消灭异物的抗体。如果身体的免疫系统太过旺盛，反而会对身体产生伤害，出现一些疾病的症状，形成过敏性体质。近年来，因为环境污染的严重，加上饮食种类和饮食习惯的改变（自由基增多），过敏体质的宝宝逐年增加。

体征特点

体形	多数过敏宝宝会因营养吸收障碍或过多消耗维生素和矿物质导致发育不良。少数过敏比较轻，膳食结构合理的宝宝可以达到正常发育状态。
面色	个体差异性较大。
精神状态	个体差异性较大。
饮食特点	个体差异性较大。
大小便	个体差异性较大。

| 其他特征 | 异体蛋白过敏、气喘、过敏性鼻炎、异位性皮肤炎、习惯性便秘等，都是过敏体质的表现。 |

过敏体质虽然一般不会对宝宝的生命造成威胁，但却会造成生活上很大的不便。因此，抗过敏成了儿童成长过程中很重要的课程。

护理指导

减轻孩子的过敏症状，有以下几种方法：

◎ 给宝宝干净的环境

过敏体质的宝宝经过检查发现，有90%对尘螨过敏。有灰尘的地方就有尘螨存在，所以家庭环境要整理干净。可以使用空气过滤机或除湿机，以降低环境中尘螨的数量。另外，近年来有很多防尘螨的家饰，也可以配合使用。只要能减少空气中的尘螨，宝宝的过敏症状就能获得改善。

◎ 运动可以减轻过敏症状

临床上有很多过敏体质的宝宝，吃药过敏症状时好时坏，但适度运动后症状有明显改善，尤其是患呼吸道过敏疾病的宝宝。运动可以提高宝宝的免疫力，免疫功能的提高往往能减少过敏性疾病的发生。尤其建议过敏性体质的宝宝经常游泳，可以选择温水游泳池，无季节的限制，可以持续达到运动的效果！

◎ 做好饮食记录

宝宝的食物过敏体质一直是困扰家长的主要问题，因为只有5%的过敏原是固定的，比如是虾或者蟹，但还有95%的过敏原是不固定的，这样情况就比较复杂了。如果对鸡蛋、番茄、牛肉、土豆都有轻、中度过敏，单独吃其中的一种食物并不发病，如果两种或两种以上食物一起吃就会发病（如番茄炒鸡蛋、土豆烧牛肉）。所以家长一定要做好饮食记录，防微杜渐。宝宝一旦有皮肤痒、呼吸急促等症状出现则应立即停

Rayman妈妈温馨提示

食用一些含硒丰富的食物（富硒大米）、紫苏籽、绿茶、葡萄籽（抗氧化作用）、特定菌种的益生菌等对改善遗传性过敏体质有一定的帮助。

止进食，避免引起更严重的过敏症状。

很多宝宝的过敏在营养学上被定义为假性过敏，例如维生素A缺乏引起的糙皮症、B族维生素缺乏引起的瘙痒症等。这时即便给宝宝吃了抗过敏的药，效果却仍不理想。如果想解决假性过敏症状，首先要保证宝宝的均衡饮食。

如出现过敏现象，建议让宝宝搭配食用钙、维生素C、B族维生素（必须整族一起吃，效果明显）3日，症状很快就能缓解。但家长以后一定要注意让宝宝均衡饮食。如果冬季每天都晒不到太阳或太阳直射时间少于2小时，请按照标准剂量给宝宝加服维生素A。同时提醒家长，维生素缺乏时，整体免疫功能会下降，此时就不要再使用任何促进新陈代谢的食物和护理产品了（包括用艾叶洗澡）。因为宝宝本身基础不好，强行催动，势必导致营养素缺乏，出现一些类似过敏的症状，建议等把宝宝的基础营养都补全了再继续使用。

2.体质不是单一、不变的

宋代钱乙的《小儿药证直诀》是中医儿科学的基础，其中有这样的描述："五脏六腑，成而未全，全而未壮""脏腑柔弱，易虚易实，易热易寒"。也就是说，宝宝的体质基础薄弱，受环境变化影响非常大，朝热夕即可寒（例如：早晨还是黄鼻涕，晚上就可以是清鼻涕了），甚至一餐一饭、一衣一帽都可影响到宝宝的体征状态。

很多家长看过前文介绍的8种体质特别纠结，因为有些体质特点在宝宝身上表现得非常明显，而有些并不明显，该怎样区分、侧重呢？首先应该调整什么呢？还有些家长有这样的疑问："我的宝宝，你说的风、寒、暑、湿、燥、热、火都在身体上有表现。多种体征都有了，怎样区别宝宝是哪种体质呢？"

我想说的是，判断体质应以最近发生的身体症状作判断，譬如最近1周宝宝的大便、小便、脸色、口气、肠胃问题或其他症状，然后对照一下，究竟宝宝属于哪一类体质。

调整饮食和护理的时候应有主次之分，例如内热外感的宝宝，身体内部长期是以湿热为主，而因节气变冷（夏天吹空调这种情况也比较多）皮肤和黏膜营卫不足导致风寒侵入皮肤腠理，属于内热外感，用辛热食材驱寒的时候，我们一般会建议多喝热水，目的在于通过用热力加快新陈代谢、促进机体气血循环的方法驱寒。用水清热，这是一个百无禁忌的选择。

这个时候，有的家长使用辛热性的食材来驱寒，例如生姜红糖水、蒸大蒜水、热三根汤（葱根、香菜根、白菜根）、淡豆豉等，方向没错，但使用后却发现宝宝的清鼻涕转为黄鼻涕了。怎么会出现这种情况呢？

一问原因，多数是因为家长过犹不及，抓了一大把生姜煮水，外加麻油炒鸡蛋、羊肉汤等辛热的食物，虽然驱赶了进入皮肤腠理的寒气，但辛热同时侵入五脏六腑，导致出现新的问题。

生姜等驱寒的辛性食材使用的时候，3岁前的宝宝一般1~2片即可（蒜保健量2~4瓣），尽量采取轻（轻飘飘）清（清淡爽口）原则。

宝宝的体质基础薄弱，极容易受到外界环境和食物的影响，所有的分寸皆由家长掌握，切不可过犹不及。在求快求好心态的驱使下加大辛性食材用量，过度调整很容易出现极端反应。

同时，选择食材食用的时候，除了要注意四性五味之外，还要看入经。譬如：心火肝热但脾胃虚寒的宝宝适用大麦茶来健脾暖胃，同时清理心火肝热；而心火肝热、胃热的则适合开奶茶，三焦内热一起清；肝木疏泄不及的适合葡萄干水；而肺热肠燥的宝宝则适合白萝卜，等等。

对于食疗，最基本的内容源于生活，只有在生活中不断用心体会和总结，才能更好地保护家人的喜乐安康！

二、环境是宝宝健康的外因

1.四时有序，六气消长

中医食疗一直讲究的就是五运六气，"五运"是指金、木、水、火、土五行的运动，而"六气"是指风、寒、暑、湿、燥、火这6种气候的变化。根据五运六气理论来划分，一年可以分为气候明显的6个季节，即风季、暖季、热季、雨季、干季和寒季。

"六气"我们一般称为"六邪"或"六淫"，是影响宝宝健康的重要外因。每个气节都由一种气来主导，正常情况下，这些气都是养人的，但是如果变化太大，加之小宝宝天生的稚阴稚阳的体质，节气的变化超出他们的承受范围，宝宝就容易生病。所以，了解各种气候特征以及应对方法，是家长们健康育儿的重要一课。

※风为百病之长

《黄帝内经》中说，"风为百病之长"。因为其他几种邪气都是通过风而侵入人体的，例如我们常见的复合型体征：风寒、风热、风湿等。

风邪通过侵犯体表，使毛孔大开而进入人体，特别容易攻击人体阳气聚集的位置，如后背、头部、上肢等，宝宝会出现头晕、头痛、肩酸背痛、怕风、鼻塞等症状。所以，在容易被风邪侵袭的节气，家长要为宝宝做好防风的准备。

主导节气

风为春季之主气。春天，风邪最易侵犯人体，特别是大寒、立春、雨水、惊蛰这几个节气（公历1月20日至3月19日），风邪正盛。初春时节正是由寒转暖的时候，温毒邪开始活动起来。如果平时身体虚弱，抗病能力较差，不能适应气候的变化，就会感受风热外邪而发生风温病。中医所说的"风温"，包括现代医学的流行性感冒、病毒性感冒等。

护理要点

◎ 根据民间经验，可在住宅内放置一些含镇静、滋养神经成分的药油，或者熏艾草等，任其慢慢挥发，以净化空气。尽量不去或少去人多、空气混浊的公共场所，同时也要注意居室内空气清新、流通。

◎ 春季风气当令，气候变化较大，极易出现乍暖乍寒的情况，加之人体的皮肤腠理已经开始变得疏松，对寒邪的抵抗能力有所减弱，故儿童在春季更易受到风寒之邪的侵袭，所以春天应当捂一捂，不要急着给宝宝减衣服。

◎ 警惕过堂风。过堂风迅疾、猛烈，最易使人致病，故小宝宝不宜在过堂风中久留，更不能在有过堂风的地方睡觉。室内的空气流通以不大于1米/秒为宜。

◎ 出汗后及时穿衣。出汗后皮肤腠理疏松，风邪容易通过疏松的皮肤侵入人体，从而致病。而儿童喜欢运动、玩耍，很容易出汗。要教育儿童运动后及时穿衣，若衣服湿了应及时更换。此外，洗澡后也要及时穿衣，并避免到风大的地方去。

◎ 不要长时间吹风扇。婴幼儿不宜久吹风扇，更不能吹着电扇睡觉，也不宜出汗后对着电扇直吹。此外，夏季宝宝在树荫下、过道里、凉台上乘凉的时间不要太长，因为夏季暑热外蒸，汗液大泄，毛孔开放，机体最易受风寒湿邪侵袭而患病。

※ 火邪伤津耗气

具有炎热升腾等特性的外邪称为"火邪"。火热伤人，既可以迫津液外泄而多汗，又可以直接消灼津液，出现口渴喜饮、咽干舌燥、小便短赤、大便秘结等伤津的症状；由于壮火食气和气随津耗，临床上还可出现体倦、乏力、少气等气虚症状。

火的特点是上炎（火苗都是向上的），所以宝宝一上火首先就表现在头面部，例如口舌生疮、牙痛、眼睛和咽喉红肿、眼屎增多、脸上和身上起湿疹，进而引发夜睡不宁、脾气暴躁、小便赤红异味、大便干燥或先干后湿等全身症状。

主导节气

春分、清明、谷雨、立夏这4个节气（公历3月20日或21日至5月19日）阳气上升，正是人体火气最旺盛的时候，如果宝宝的饮食起居方面稍微不注意，很有可能"引火上身"。

护理要点

◎ 多吃青菜、水果，适量摄入温性食物，严格控制热性食物（请看书附录食物四性五味表）。

◎ 饮食不要过于肥厚甘腻。很多宝宝除以上4个节气外也很容易上火，这需要检查宝宝的饮食结构，结合宝宝的先天体质进行饮食结构调整。

◎ 物理方法。每日睡前用温水泡脚10~15分钟，可以滋阴清热，是不错的物理调整方法。同时可以进行亲子互动，以增加亲密感。

◎ 一定要多给宝宝喝水，水量以宝宝小便清澈、无异味为宜。

◎ 及时给宝宝更换衣物。宝宝日常护理不到位，穿脱衣服不及时，是引起上火的一个重要原因。

◎ 环境过于干燥也是宝宝上火的原因。冬季家庭一般会使用暖气、空调等，室内湿度大大降低，人体内的水分就少了，对津液亏虚的宝宝来说，上火就是必然的了。这个时候建议屋内打开加湿器或晾晒湿衣物，以增加湿度。

※ 暑邪扰乱心神

天气炎热的时候，我们就会看到被太阳直射的物体上（例如柏油马路上或者汽车上）冒着热气，这就是暑气。暑乃夏季的主气。暑为火热之气所化，暑气太过伤人致病则为暑邪。暑邪致病有明显的季节性，主要发生于夏至以后、立秋之前（公历6月21日或22日至8月6日）。故《素问·热论》说："先夏至日者为病温，后夏至日者为病暑。"

暑是火的极致，暑邪致病有伤暑和中暑之别。起病缓、病情轻者为"伤暑"，发病急、病情重者为"中暑"。宝宝因身体自我调控功能尚不完善，一旦中暑，后果会比成人更严重，中暑的症状包括高热、面色赤红、眼睛红肿、脾气暴躁等。

暑邪升散进入体内，体温就会升高，这些热量会把内脏烧伤，所以身体的自我调控系统会通过大量出汗来散热。身体内的水分少了，宝宝就容易口渴，不想吃饭，特别想喝水，同时会小便短少、黄赤、有异味，加上消耗过大，容易气短、无力甚至晕倒。所以，小宝宝在炎热的夏季更要注意防范暑邪。如果宝宝身体内没有多余水分，就需要调动身体内宝贵的气血和津液来平衡了。

主导节气

小满、芒种、夏至、小暑（公历5月20日至7月22日）。

护理要点

◎ 避其锋芒

上午10时到下午4时是最热时段，哪里暑气大就避开哪里。如果能待在屋里就待在屋里，如果必须在户外行走最好选择有树荫和遮蔽的地方。但即使如此也不能长时间待在户外，要定期到阴凉的室内吹吹电扇，散散热。但不宜直接进入空调房或洗冷水澡。

盛夏午间的停车场、运动场，通风不好的低矮老房、出租屋、城中村，以及热得发烫的汽车内，是家长必须警惕的中暑高发区。

◎ 饮食制胜

夏天出汗出多了，要适当喝一些温茶水或淡盐水。流汗会使钾、钠丢失，酸梅汤和大麦茶含钾和锌，淡盐水含钠，夏天喝这三种水既能补充微量元素，又能加快新陈代谢，帮助散热。但忌喝浓茶和凉水，会影响宝宝的中枢神经系统和胃口。

每天早上起床后、上午10时、午睡前、午睡后、下午五六点钟这几个时间应定时定量补水。忌一次喝得太多，以免冲淡了胃液，影响胃口和消化，加重心脏负担。每次喝1~2杯水（100毫升~200毫升/杯）足矣。

大暑天要多吃蔬菜、水果、鸡肉、鱼肉等容易消化的食物。凉茶、三豆汤（黑豆、赤小豆、绿豆）、莲子、荷叶、冬瓜等有降暑功效。含钾丰富的水果，如香蕉、橘子、橙子、苹果等，也是暑天不错的选择。

◎ 衣帽飘飘

夏天切忌穿化纤衣物和深色衣物，不利于散热。最好的选择是半长的棉布或丝质衣服，既能遮蔽阳光，又能让皮肤畅快呼吸。外出要给宝宝戴太阳帽、太阳镜，打遮阳伞，涂抹防晒霜。另外还要多带一件外衣，以备进入空调环境使用。

◎ 中暑以后怎么办

【先兆中暑】可将宝宝移到阴凉处，将衣领打开，吹吹风扇，用毛巾擦拭身体，再喝点淡盐水或淡茶水，中暑症状一般能很快缓解。若还不太舒服，可用清凉油擦拭太阳穴。藿香正气水是夏季药箱必备品。

【轻度中暑】如果体温不太高（38.5℃以下），可以用毛巾包着冰块擦拭宝宝身体的大血管处（手腕、肘窝、膝盖内窝），或用温水擦身。必要时可到医院用药物补充液体，帮助散热。

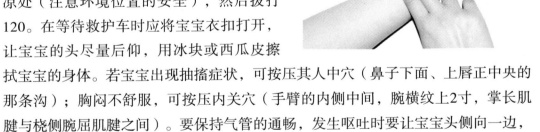

内关穴

【重度中暑】立即将宝宝平放到阴凉处（注意环境位置的安全），然后拨打120。在等待救护车时应将宝宝衣扣打开，让宝宝的头尽量后仰，用冰块或西瓜皮擦拭宝宝的身体。若宝宝出现抽搐症状，可按压其人中穴（鼻子下面、上唇正中央的那条沟）；胸闷不舒服，可按压内关穴（手臂的内侧中间，腕横纹上2寸，掌长肌腱与桡侧腕屈肌腱之间）。要保持气管的通畅，发生呕吐时要让宝宝头侧向一边，吐出呕吐物。

※ 湿邪常致脾阳失运

湿是什么呢？就是洗澡以后浴室墙壁和镜子上的那层水汽。湿又叫做阴邪，但不具有津液的滋养、润滑效果，而且特别伤人体的阳气。湿邪分为外湿和内湿，外湿多因气候潮湿、涉水淋雨、居处潮湿所致。长夏湿气最盛，故多湿病。内湿是疾病病理变化的产物，宝宝多由过食生冷以致脾阳失运，湿自内生。

宝宝一旦受到湿气的侵犯，身体气血阴阳运行速度就会减慢，消化吸收功能也相对减弱，家长首先会观察到宝宝大便发生的变化。因为湿有两个特点：一个特点是黏滞，我们通常称为湿滞，表现为大便粘在马桶上，不容易冲洗掉，而且汗也比较黏腻、味重，小便会发涩，淋漓不净，上午没有精神、爱睡觉等，这都是湿滞的表现；第二个特点是趋下。体内湿气重了，下肢就会浮肿。不过，这一般出现在成年人多年积累的情况下，长期住在不通风的居所或地下室的人这种体征比较明显，尤其是女性，会出现臀部以下肥大、妇科炎症、带下等问题。有这些问题的家长应注意调整。

主导节气

大暑、立秋、处暑、白露（公历7月23日或24日至9月21日）。

护理要点

◎ 饮食上尽量少吃或不吃油腻、辛辣、寒凉的食物。多吃利水渗湿的食物，比如冬瓜、绿豆、赤小豆、薏米、鲤鱼等，这些食物有利水渗湿的作用。

◎ 注意多喝水，勤排小便。晚上9点必须睡觉。不要让宝宝长久待在空调房间里，1小时可以出来透透气。空调房间的温度最好设置在26℃以上。也可适量地给宝宝服用一些藿香正气水、生姜萝卜陈皮茶等。

◎ 注意加强锻炼。内湿体质的宝宝适合慢跑、爬楼梯、高低杠、散步、爬行等较为舒缓的运动，可调理内在气机，使体内气血调达。锻炼时以感到微微汗出为最佳，这样可以透邪外出，感觉舒适。锻炼时间宜选在清晨，让阳气驱逐阴湿之邪。

※ 燥邪最易伤肺

燥是秋天的主气。燥邪伤人多见于气候干燥的秋季，故又称"秋燥"。燥邪多从口鼻而入，其病常从肺卫开始。燥邪致病干燥且易伤津液，表现为体表肌肤和体内脏腑缺乏津液、干枯不润的症状，如口鼻干燥、皮肤干燥、皲裂等。

五脏里面最怕燥的就是肺了。肺为娇脏，外合皮毛、外感燥邪最易伤肺而致干咳少痰、口鼻干燥。婴幼儿肺卫不足，又最为娇嫩，经历了夏季的闷热，孩子的肺能量已经消耗不少。如果这个时候不做好滋阴润肺的功课，身体内部也会因为津液的缺失导致黏膜免疫力下降，就会出现口干、咽痛、咳嗽、鼻出血、全身发干、毛孔粗大、皮肤粗糙等症状。另外，肺与大肠互为表里，宝宝也会出现大便干燥、排便不畅等症状。

主导节气

秋分、寒露、霜降、立冬（公历9月22日或23日至11月21日）。

护理要点

◎ 要多吃些滋阴润燥的食物，避免燥邪伤害。

◎ 少摄取辛辣之物，多增加酸性食物，以加强肝脏功能。同时，像西瓜这类大寒的瓜果则要少吃和不吃了，多吃一些苹果、梨、葡萄之类滋阴的水果。

◎ 容易燥邪侵犯的节气宜食清热安神的食物，如银耳、百合、莲子、蜂蜜、黄鱼、芹菜、菠菜、糯米、芝麻、豆类及奶类。适当的煮些绿豆汤也是不错的选择。

※ 寒邪使体质下降

寒是冬季主气，寒邪致病多在冬季。寒邪有内寒与外寒的区别：外寒是外界的寒气侵犯人体而发生疾病的病邪，伤于肌表，称为伤寒，直中脏腑的则称中寒；内寒则是人体机能衰退、阳气不足而致的病症。内、外寒不同，但可相互影响。

寒属阴邪，最容易伤及阳气，而阳主升发，孩子寒邪大会影响身体发育。寒邪有两个特点：一个是凝滞，宝宝的气血一寒就容易淤堵，气不通了，血也就流动缓慢了，跟着体质开始下降；另一个特点就是收引，皮肤一受寒毛孔就收不住，身体发热，但就是不出汗。这时喝姜和葱白泡的水，利用辛性驱赶寒气，让汗发出来

Rayman妈妈温馨提示

有的宝宝看见艾叶煮出来的水是黑黑的，有点害怕。这个时候，家长可以先把自己的脚或身体浸泡在艾叶水里，并跟宝宝一起边洗边玩，宝宝会很快喜欢上带着艾叶淡淡的清香入睡！家长也可以在寒冷的日子里用艾叶来预防感冒和风湿等症状，真是百搭的好东西呢！

就好了。另外，人在凉水里游泳时间长了，腿也容易抽筋，也是寒性收引的结果。

很多宝宝肚子和脚受凉以后容易短时间小便失去控制，小便次数增多而量少、腹泻等也是内脏因受寒失去收引而引起的。用艾叶泡脚、海盐包热敷等物理方法驱赶寒气即可缓解。

主导节气

小雪、大雪、冬至、小寒（公历11月22日或23日至1月19日）。

护理要点

◎ 饮食宜多样。谷、果、肉、蔬合理搭配，适当选用高钙食物。食宜清淡，不宜吃浓浊、肥腻和过咸食物。吃饭宜少量多餐。应注意"三多三少"，即蛋白质、维生素、纤维素多，糖类、脂肪、盐少。不可过食太过辛辣刺激的食物。

◎ 冬天阳气日衰，脾喜温恶冷，因此宜食温热之品保护脾肾。多用温补、少食寒凉对于平衡人体阴阳、增强抵抗力是非常重要的。羊肉、牛肉、狗肉有燥热温补的效果，能预防三九寒冷，但量不宜太多，过食羊肉等肥甘厚味易导致饮食不化、聚湿生痰。冬至时还可以多吃些诸如花生、核桃、栗子、榛子和杏仁之类的坚果，因为坚果性味偏温热，在其他季节吃容易上火，而冬天天气较冷，吃坚果有御寒的作用，可增强体质，预防疾病。当然，吃坚果也要适量，且要因人而异。

◎ 在补充热性食物的同时也得吃一些补充津液的食物，如荸荠、藕、梨、萝卜、白菜等。其他蔬菜也要多加摄入，比如土豆、番茄、菌类、韭菜、南瓜、芹菜、菠菜、山药等。除此之外还要适当多吃水果。冬天寒冷干燥，使人觉得鼻、咽部干燥和皮肤缺水，容易上火，每天能吃点水果不仅能滋阴养肺、润喉去燥，还能摄取充足的营养物质，会使人顿觉清爽舒适。猕猴桃、甘蔗、柚子、大枣、橘子、龙眼、苹果、桂圆等都是不错的选择。

◎ 注意防寒保暖，尽量减少不必要的户外活动。如果外出，应特别注意宝宝头部和足部的保暖，以防发生冻疮。天气寒冷时最好戴上保暖帽、口罩、手套，以避免寒气的侵入。

◎ 运动量不宜过大，要在动中求静，微微出汗即可。要勤晒被褥，阳光中的紫外线有强烈的杀菌消毒作用，可杀死各种细菌和微生物；经日光曝晒后的被褥也会更加蓬松、柔软。穿衣要注意防寒保暖，及时增添衣物。在冬装的选择上既要保暖性能好，又要柔软宽松、穿脱方便，不宜穿得过紧，以利血液流畅。平时坚持用冷水给宝宝洗脸，以提高机体对寒冷的适应性和耐寒能力。

2.顺应自然，起居有常

一年有24节气，一日有12时辰（子午流注表），中医主张天人合一，认为人是大自然的组成部分，人的生活习惯应该符合自然规律。子午流注把人的脏腑在12时辰中的兴衰联系起来看，环环相扣，十分有序。如果能充分利用好12时辰人体脏腑兴衰的规律，逐渐探索适合于自身和家人的保健方法，将对宝宝的生长发育和健康状况非常有好处。

※ 起居习惯影响宝宝健康

我在讲课的时候谈过关于婴幼儿生活规律的问题，例如：小宝宝晚上睡眠时间和质量直接影响到长大后的气血水平和健康状况，最佳的睡眠时间是晚上9点至早晨5~6点，最晚不能超过晚上11点。现在中国70后、80后的中青年中，农村的孩子气血水平、身体素质和抗压能力远远好过城市孩子，这与小时候的睡眠习惯很有关系。如果宝宝在3岁之前能一直遵循科学的生活规律，这将成为他的基本生活规律，休养生息的同时也在积累自己的健康能量。

孩子首先是个社会人，进入小集体亦或大社会，首先要学习的就是自理能力和社会交往能力。如果在进入幼儿园之前，家长没有让孩子形成良好的作息规律，孩子很可能会因幼儿园的作息时间与家庭生活不一致而不愿意去幼儿园，或因不习惯而无法融入集体生活，对幼儿园和小学的生活规律不适应而出现各种问题，甚至还会影响到孩子人格、气质的形成。为了孩子以后更好地融入集体生活，家长应帮助宝宝形成一个科学、规范、有序的作息时间和生活规律。如果在规律生活的基础上再配合短期的食疗，效果就会非常明显，长期坚持，孩子将形成一个健康的基础体质。

婴幼儿的健康作息规律，大到一年的24节气，小到一日中的12时辰，细到宝宝出生后的各种细节培养：

◎早晨定时拉开窗帘，让阳光照进来，利用光线的刺激让宝宝知道白天和夜晚的区别；

◎给宝宝擦脸的时候告诉他已经是早晨了，要洗好脸迎接新的一天；

◎起床后给宝宝拿便盆，告诉宝宝要拉臭臭；

◎晚上要给宝宝换好睡衣，告诉他已经是晚上了，要舒舒服服地睡觉。

Rayman妈妈温馨提示

帮助宝宝建立一个良好规范的作息时间有助于他未来的生活、工作和成长，是父母给予宝宝最大的一笔财富！

时间久了，宝宝就会通过自我感知对昼夜和生活内容进行区分。

很多幼儿园老师反映，家长作息时间不规律和喂养不当对孩子影响深远。比如宝宝在幼儿园已经吃过晚餐了，爸爸妈妈下班后七八点到家吃饭，宝宝看着眼馋，多少要跟着吃点东西，这样整体摄入量就增加了。中医强调"胃不和则寝不安"，摄入过量和摄入时间的不对很容易影响宝宝的睡眠质量，导致血液大部分跑到胃肠帮助消化，而大脑处于缺氧状态，必然影响到睡眠中的发育（夜晚睡眠状态下的发育是清醒状态下的4～5倍）。

还有一些家长，未能给宝宝养成饭后漱口、刷牙的好习惯；更有很多家长习惯在宝宝睡觉前给宝宝一瓶奶，宝宝喝着喝着就睡了，也不用费心费力地哄宝宝睡觉……这样很容易使宝宝患龋齿。北京一所著名公立幼儿园的调研数据显示：该园3～6岁的宝宝龋齿率高达50%。

边吃边玩，甚至有些宝宝养成吃饭看电视、玩闹的习惯，这绝对是家长的教养问题。边吃边玩，注意力集中在其他事情上，食欲不会很好。同时，食物在口腔无法被认真咀嚼和研磨，颗粒粗大，没有经过唾液淀粉分解酶的作用就直接进入肠胃（起步工作就没做好），而肠胃代替牙齿和口腔的功能，增加消化负担的同时，本职的精细运化功能也完成不了，使得整个消化系统功能紊乱，吸收率和蠕动率大幅度下降。

因为孩子不好好吃饭，所以就总是要喝奶或吃零食，消化系统该休息的时候没有得到充分的休息，该出力的时候能量又不知道跑到哪里去了，这到底是谁的过错呢？

Rayman妈妈温馨提示

在注意力分散的情况下，血液和能量都分散在大脑和肢体，没有集中在消化系统帮助运转，也是吸收率降低的一个原因。

对于这种边吃边玩的宝宝，建议家长掌握好宝宝的能量消耗时间，中间不要给予其他食物补充，等宝宝主动索取食物时，主观和客观上对食物的吸收和利用率都会大幅度提高。

【囧妈囧事】我儿子刚会走路但还不怎么会用话语表达的时候就出现过这个问题，我最后饿得他嗷嗷地直拍冰箱门才拿出东西。经过几次这样的训练，儿子聪明地领悟到：不听妈妈的话，吃饭乱跑乱看，最后的结果就只能是自己挨饿受苦。不要怕饿坏孩子，不求不给，领着孩子走而不是追着孩子喂，位置的对等是营养心理教育的一个重要方针！自己求来的东西会更香甜味美，不是吗？

Rayman妈妈温馨提示

好习惯培养推荐书籍
家长：《好习惯21天养成》
宝宝绘本：《小兔波力好性格养成系列》（布丽吉特·威宁格 著）
小学以上：《最励志校园小说（自律+好习惯+自信+领导力）》（韩令熙 著）

※ 自然有序的12时辰作息法

卯时（5~7点）

大肠经旺，有利于排泄。

◎每天早晨在同一时间（比如早晨6~7点）叫醒宝宝。起床后让宝宝感受早晨的阳光。对于无论如何都起不来的宝宝，可以在起床前一点点地调亮房间的光线。

◎帮助宝宝认识早晨。进行早晨的"仪式"，如洗脸、换衣服等。养成用凉水洗脸的好习惯，有助于提高宝宝的自身免疫力。早晨洗脸的时候要告诉宝宝，已经是早晨了，要洗好脸迎接新的一天。大一点的宝宝，还要告诉他今天外面是什么样的温度，要穿什么样的衣服，什么样的天气，要做什么准备（例如，雨天要给出门工作的爸爸准备雨伞）等等。

◎建议家长要在这个时间段内给孩子养成早晨大便的好习惯。

◎早晨起来嘴巴有异味的宝宝，应先给予大麦茶或用温水清理口腔，滋润黏膜。月龄较小的宝宝，妈妈可以用纱布沾淡盐水，缠在手指头上给宝宝做口腔清理。

◎晨起干咳的宝宝，建议在喝水后（同时注意室内加湿）先给予冰糖水含在口内徐徐咽下。大宝宝可以给整块冰糖含着，但要注意安全。晨起有痰的宝宝，晚餐注意减少肥厚甘腻食物摄入，食物摄入总量减为原有摄入量的70%~80%。

辰时（7~9点）

胃经旺，有利于消化，摄入的食物能够达到最好的吸收效果，一日中最富营养的餐点应安排在此时。

◎饮食结构请参考附录《儿童均衡饮食表》。

◎小宝宝早餐应以流质食物为主，种类丰富、均衡。

◎就餐在半个小时内结束，不建议追着孩子喂饭，不吃就拿走。吃得少的大孩子，两餐之间不要给零食。

巳时（9~11点）

脾经旺，有利于吸收营养、生血，并能够把吸收到身体内的食物精微运化到身体的各个部位。

◎可加餐，小点心或酸奶、水果、坚果适量。

◎晴朗的日子里在午前或午后可以适量地安排户外散步，不方便散步时可以在阳台或庭院里晒晒太阳，帮助宝宝认识白天；

◎带着宝宝观察植物的生长状态、动物的活动情况、各个节气的变化，例如白露后叶子上的露珠，小蚂蚁搬食物的过程，等等。

午时（11~13点）

心经旺，有利于周身血液循环，心火生胃土，有利于消化。

◎这个时间段应给孩子提供营养丰富的午餐。

◎饭后半小时内不可剧烈运动，以免因肠胃痉挛引起腹痛。

◎不建议户外活动的时候给宝宝吃东西，喝水也要在背风、温暖的地方。

未时（13~15点）

小肠经旺，有利于吸收营养。

◎每天安排2小时左右的午睡。午睡时间的长短是因人而异的，妈妈们最好一边观察宝宝午睡是否对夜晚的睡眠有影响，一边调整适合宝宝的午睡时间。

◎如果孩子不想午睡，尽量让他做些安静的事，比如看书、画画，这也是休息的一种形式。

申时（15~17点）

膀胱经旺，有利于泻掉小肠下注的水液及周身的火气。

◎午睡后给予液体补充水分。

◎保证安全的前提下可进行大运动量活动。

◎适量补充维生素和矿物质，例如水果、坚果、酸奶、海苔及含蛋白质的辅食。

酉时（17~19点）

肾经旺，有利于贮藏一日的脏腑之精华。

◎晚饭和辅食尽量要在晚上8点之前完毕。酉时饮食以简单、清淡为主，避免过量摄入难以消化的食物，以免影响睡眠质量。

◎可适当增加黑色食物和少量坚果，以配合宝宝睡眠期间的快速生长要求。

戌时（19~21点）

心包经旺，再一次增强心的力量，心火生胃土，有利于消化。

◎洗澡最迟要在睡觉前1小时进行。

◎睡觉前养成刷牙、洗脸、洗脚、洗小屁股的卫生习惯。

◎逐渐调整睡前吃奶的习惯，预防龋齿，可以用大麦茶漱口。

◎白天尽量安排活泼一些的游戏，夜晚则尽量安排安静些的游戏。睡前保持安静、温馨的环境，避免过于激烈的运动。

◎脾胃功能较弱、心火肝热的宝宝，这个时间段内做按摩效果会更好。

亥时（21~23点）

三焦通百脉，人进入睡眠，百脉休养生息。

◎这个时间段建议宝宝睡觉。进行睡觉前的"仪式"，如换睡衣、刷牙、讲故事、聊天等。养成睡觉前的这些习惯，帮助宝宝认识夜晚。

◎最好有爸爸妈妈陪伴宝宝睡觉，有利于减少宝宝对睡觉的恐惧。

◎每天尽量在同一时间进入寝室，关闭电灯，使房间变得黑暗，告诉宝宝是黑夜了，要在睡眠中长高长大。

◎电磁辐射对宝宝的生长发育影响很大，睡觉时关闭不必要的电器（手机、电视、电脑等），使寝室保持黑暗、安静很重要。

◎将夜晚睡眠的时间与早晨起床的时间形成一定的比例关系。如果入睡时间略微错后，则起床时间也可以略微后延。

◎尽管因人而异，总的来说，冬季的睡眠时间要长于夏季。冬季如果让宝宝在与夏季相同的时间起床，宝宝们往往会非常抵触，所以需要妈妈们根据自己宝宝的情况，在不同季节适当调整睡眠时间。

子时（23点至次日1点）

胆经旺，胆汁推陈出新（很多患胆结石的人有这个时间不睡觉的习惯）。

◎胆汁受肝之余气而成，可排泄下行，注入肠中，有助于食物的消化，是脾胃消化吸收功能得以正常进行的重要条件。子时睡眠不好会因脂肪代谢出现问题导致身体虚胖，进而影响到身体发育。

◎临睡前不要给宝宝食用过于肥厚甘腻的食物，尤其是脂肪含量过高的食物。

丑时（次日 1~3 点）

肝经旺，肝血推陈出新。

肝扮演运筹帷幄的将军的角色，如果宝宝肝气、肝血不足，就会非常容易动怒、烦躁。在这种状态下，无论是对身体发育还是性格的形成都有不利影响。

很多孩子的家长都在反映孩子心火肝热的问题，其原因一是饮食结构不合理，过多摄入引起内热的食物（参考《怎么吃，宝宝才能健康又聪明》）；二是作息不规律。孩子气血虚亏是导致肝火旺的主要原因，夜间难以入睡，越晚精神越好，这时越不睡觉，宝宝就越虚弱，肝火越旺盛；另一方面，肝火旺盛，需要大量肾水去补（肾的负担过重了），胆经阻塞引起胆汁不分泌，孩子娇嫩的脏器又无法把食物转化成造血材料，营养更加难以吸收……长此以往，形成恶性循环。

寅时（次日3~5点）

肺经旺，将肝贮藏的新鲜血液输送百脉，迎接新的一天到来。

肺与大肠互为表里，这个时间段宝宝睡眠质量不高的话，多是因肠燥肠热引起的热气上扬到肺。解决办法有两个：一是时间，晚餐19点前必须结束，以免影响宝宝肠胃蠕动和吸收；二是摄入量要减少20%；三是食物种类，需要注意减少肥厚甘腻食物（尤其是母乳的妈妈），奶粉在冬夏也应因节气的不同而调整用量，例如干燥的秋冬季或者燥热体质的宝宝可以在奶里搭配滋阴润燥的藕粉，作为微量调整方式。

从亥时开始（21点）到寅时结束（5点）是人体细胞休养生息、推陈出新的时间，也是人处于地球旋转到背向太阳的一面。阴主静，要有充足的休息才会有良好的身体状态。因此，睡眠质量好的宝宝长得胖、长得快，而爱闹觉的孩子往往发育受到影响。

以上是子午流注的基本情况，作为知识了解可以，死用则不行。任何知识用死了都是"所知障"。成人的作息时间与宝宝有所差异，以下是我根据子午流注整理的儿童保健的时间表，请家长参考：

儿童作息时间表（子午流注表）

生活内容	时间	宜	忌
早餐	夏6:00，冬7:00	牛奶，五谷豆浆，流质食物	肥厚甘腻
如厕	早餐后	大便如香蕉状，不软不硬，色泽金黄	干硬、过于溏泄
点心	夏8:30，冬9:00	酸奶+全谷物主食+蔬菜、水果、坚果	过多
午餐	夏11:30，冬12:00	鱼，肉，五谷，蔬菜，坚果	
午睡	12:00~14:00		时间不宜过长
点心	夏14:00，冬15:00	水果，蛋糕，坚果，酸奶	肥厚甘腻
晚餐	夏季5:00，冬季6:00	五谷，蔬菜，汤，少量蛋白质	过多摄入食物
睡前	20:00~21:00	温暖，安静，舒适	情绪过度兴奋

刚出生的小宝宝因为生长发育所限，还没有形成以上规律，建议家长尽量给宝宝在该时段内形成生活习惯，同时可按12条经脉在12个时辰中兴衰的规律，逐渐探索适合于自身和家人的保健方法。

※ 为宝宝做健康记录

每个宝宝都因遗传基础、后天喂养、生长环境（例如南方和北方、内陆与沿海、人群、生活习惯等）和体质基础差异而有所不同，在生长发育过程中也避免不了各种健康问题的发生。家长只有在用心搜集、分析、比较、应用、总结的过程中才能建立一套适合自家宝宝的科学育儿方法。

最初的时候，我们不知道孩子应当吃什么食物、吃多少量，又该怎样去做！也不晓得他为什么哭，为什么不肯吃！更不知道他为什么生病，为

Rayman妈妈温馨提示

每个人关心的问题不一样，因此，对事物特别用心的地方也不尽相同。用心是一种习惯，虽然没有必要把精力浪费在每一件事上，但是对自己关心的人、重视的事情能用心去完成的人最终都会实现自己的愿望。只有用心的父母才能知道怎样搜集所需要的信息，怎样分析和比较，怎样做应该做的事情，最后才能达到满意的效果。

什么这么瘦弱！当我们主动去了解和观察孩子的个体特征，结合所学习的健康知识，制订适合自家宝宝的营养和护理方法，并实际运用到育儿生活中时就会发现：科学育儿并不难。

为宝宝做健康记录需要耐心、细心和恒心，季节交替（天）、环境变化（地）和个体差异（人）是有规律可以寻找的。在解决问题的过程中，如果能提前做到心中有数，拿出预防和解决的方案，育儿的心态和行动就会更平和、淡定、游刃有余。

健康记录就是要家长在记录、整理、总结、思考、再实践的过程中找到适合自家宝宝的养育方法，在不断解决问题的过程中形成一定的思维模式，并把这种模式和规范传递给宝宝，使其受用一生。

家长需要观察宝宝的6个方面，即吃、喝、拉、撒、睡、玩。吃和喝是摄入问题，拉和撒是排出问题，这4点代表身体正常的内循环状态。家长如果能掌握这4点，健康的基础就会打得很牢固。睡眠则是对身体的修补、再循环的一个过程。玩对于宝宝来说，是非常愿意接受的一条学习途径。家长需要通过观察这6个方面，来正确地关注宝宝身心的均衡发展。

有的家长脱离了西医保健数据就对宝宝的健康惴惴不安，其实通过日常观察宝宝的体征状态完全可以做到心中有数。例如：宝宝在1个月前生理症候量表分数为21，1个月后分数为27，那么就要根据量表分析结果，哪些是增加的？增加的体征都集中在哪里？怎样通过食物去调整？如果分数降低，说明宝宝的健康状态有所进步，那么家长要总结，最近的饮食和生活作息哪些对孩子有帮助？以此类推，才能对宝宝的健康状态了如指掌！

宝宝的健康是可以了解的
宝宝的身体特征是明显的
对应体征的判断是准确的
宝宝的疾病消灭在初起时是可能的

0～6岁生理症候量表

眼	1	有眼屎	□是	大便	51	大便发臭发酸	□是
	2	眼屎比较多	□是		52	大便颜色发黑	□是
	3	眼睛有红血丝	□是		53	有干头（先干后黏）	□是
	4	爱揉眼睛	□是		54	完全干（呈球状）	□是
	5	眼白发蓝	□是		55	黏便盆不容易清洗	□是
耳	6	耳后有小疙瘩	□是		56	放屁多	□是
口	7	口腔异味	□是		57	大便非常吃力	□是
	8	口腔溃疡	□是		58	一次解一段	□是
	9	舌苔白色较厚	□是		59	绿色次多量少	□是
	10	舌苔黄色较厚	□是		60	黄色酸味泡沫	□是
	11	舌苔少而红	□是		61	灰白便	□是
	12	舌苔干燥	□是		62	有恐惧感	□是
	13	地图舌	□是		63	1日4次以上	□是
	14	嘴唇颜色发白发青	□是		64	3日1次	□是
	15	嘴唇颜色樱桃红	□是		65	便臭带黏液	□是
	16	嘴唇发紫红	□是		66	蛋花样	□是
	17	牙齿发黑	□是		67	豆腐渣样	□是
	18	牙龈红肿	□是		68	水样大便	□是
鼻	19	容易流鼻血	□是		69	鲜红色血便	□是
	20	流清白鼻涕	□是		70	果酱样大便	□是
	21	流脓白鼻涕	□是	小便	71	黄色较重	□是
	22	流稀黄鼻涕	□是		72	气味较重	□是
	23	流脓黄鼻涕	□是		73	有泡沫	□是
脸	24	脸色黄白不均	□是		74	赤红色	□是
	25	脸色发黄或灰	□是		75	每日5次以下	□是
	26	有白色斑块	□是	其他	76	饭后肚子疼	□是
	27	眼角有青筋	□是		77	喜欢吃肉类	□是
皮肤	28	皮肤干燥起皮	□是		78	不喜欢吃菜	□是
	29	经常起红色小疙瘩	□是		79	饮食结构不合理	□是

30	容易起湿疹	☐是	80	手心脚心发热	☐是
31	摸上去比较粗糙	☐是	81	上火容易起疙瘩	☐是
32	经常有小疙瘩	☐是	82	容易脱臼	☐是
33	容易过敏	☐是	83	吃得多不长肉	☐是
34	经常有红色疱疹	☐是	84	喜欢吃冷食	☐是
35	黄白不均	☐是	85	喜欢吃热食	☐是
36	触手松弛柔软	☐是	86	容易腿疼	☐是
37	来回翻、打转	☐是	87	容易急躁	☐是
38	惊叫哭泣	☐是	88	容易出现呼吸道问题	☐是
39	撅着屁股	☐是	89	容易干咳	☐是
40	磨牙	☐是	90	容易湿咳	☐是
41	吃手指	☐是	91	容易有痰咳不出来	☐是
42	张嘴睡觉	☐是	92	身高不达标	☐是
43	入睡困难	☐是	93	体重不达标	☐是
44	睡后2个小时出汗	☐是	94	身高超标	☐是
45	容易惊醒	☐是	95	体重超标	☐是
46	薄而脆	☐是	96	五迟五软	☐是
47	凹陷	☐是	97	摄盐量高	☐是
48	有白点	☐是	98	摄糖量高	☐是
49	有白色絮状物	☐是	99	添加剂食物摄入过多	☐是
50	有棱	☐是	100	其他	☐是

睡眠 (37–45)
指甲 (46–50)

备注：五迟：立迟、行迟、发迟、齿迟、语迟。五软：头软、项软、口软、手软、足软。

2012年6月1日成表

计分原则："是"计1分，没有症状不计分
您的孩子在20分以下　绿灯　身体健康状况良好
您的孩子在21～40分　黄灯　身体健康状况出现问题
您的孩子在41～60分　橙灯　健康状况需要马上调整
您的孩子在61分以上　红灯　需要家长特别关注

若能随时观察记录宝宝饮食体征的点点滴滴，就能迅速又精确地找出最适合宝宝调养的食谱了。只要能够按照这张食谱持之以恒地实行下去，宝宝的身体就会越来越健壮。

三、食物是最好的医药

"在砧板上放上食材，要动刀的时候，得先想一想这份材料是从哪里来的。因为它们原本也曾经是活生生的生命，所以我们应该同时带着抱歉与感恩的心情来对待这份食材。" 韩国宫廷御膳第三代人类文化遗产的保护者、一位饮食前辈这样教导我。

日本作家江本胜所著《水知道答案》，通过拍摄的122张水结晶照片，提出水不仅有自己的喜怒哀乐，而且还能感知人类的感情这一理念。

如果，愤怒的水带着负能量，快乐的水带着正能量，那么摄取水的人获益的也将不同……以此类推，心情愉快的母乳，与郁闷烦躁的母乳，带给孩子的能量也会有所不同吧？

敬业的日本同仁还指点说：切生鱼片的时候，工具包括手指的温度如果掌握在0℃～4℃能够最大限度地保持食物的鲜美。

菲力、沙朗、肋眼、纽约客、丁骨、红屋、肋排、牛小排……这是米其林餐厅牛排屋菜单上常见的字眼，指的是牛排肉取材的部位。据说烹调时肉质鲜嫩程度、操刀的肌肉纹理走向、松肉木锤的力道与角度、腌渍的配料和时间、烹调方式与火候、搭配的食材，甚至喂养和畜牧方式、出栏日期等都无比精致讲究，甚至可以用"苛刻"二字来形容，其最终目的就是为了使食材淋漓尽致地展现其可口美味的特性。

相关链接：

《米其林指南》被称为国际美食界的圣经，入选"米其林餐厅"，意味着餐厅的烹调水准已经列入全球排名（实际上，现今全世界也仅有68家米其林三星餐厅）

一颗星 ★："值得"去造访的餐厅，是同类饮食风格中特别优秀的餐厅；

两颗星 ★★：餐厅的厨艺非常高明，是"值得绕远路"去造访的餐厅；

三颗星 ★★★：是"值得特别安排一趟旅行"去造访的餐厅，有着令人永志不忘的美味，据说值得打"飞的"专程前去用餐。

2.吃也是一种教育态度

韩国电视剧《大长今》中有这样一个情景：韩尚宫要求幼小的长今端各种水给她，却又不说明原因。当时小长今怎么做都不对，韩尚宫什么都不说，只是要求她再去倒水，今天做不好，明天接着做。

"凉水不可以，热水也不可以，漂着柳树叶的水也不可以，到底怎样才是可以的呢？"小长今实在忍不住问，"您为什么要我去打水？"韩尚宫解释道："你前几天怎么没有问我为什么？有人要你做事你一定要问清楚他为什么要你这么做！"

原来韩尚宫想让长今知道的是：端什么样的水并不重要，重要的是了解喝水人的状况。

一碗普通的水，原本只是那么不起眼的东西，但对于有不同需求的人来说，就蕴涵了不同的内容：山泉水、雨水、冬天储存的雪水、井水、河水、白糖水、蜂蜜水、盐水……种类数以百计的水有不同的功效，但是一定要看喝水人的状态，要询问和判断其所需才可以对症端水。

亲身体验使得小长今更加深刻地领悟到母亲教导她"量体裁衣、看人下菜"的道理。父母养育孩子也是这个道理，对培养孩子的品性非常有启示意义。

有着几千年传统的中医养生食疗，对婴幼儿养育有很成熟的理念和知识，如果父母没有理解和传承给孩子，关注点偏重于食物的色香味，而忽略了食物天然质朴的基本食性，漠视与其相配的食物烹调方式、食用者的身体状态及生活环境等各种因素，把工夫全都下在了色香味的形式上，对于本质却涉及不深，就多少有些舍本逐末了。

从教育引导方面看，孩子在幼年时期大脑对外界事物的刺激最敏感，也最容易记住纷繁复杂的大量信息，用"吞噬"这个词形容一点儿也不为过。孩子能把所看见的一些东西牢牢记住，逐渐在大脑中形成一套庞大的数据库和体系。这时，父母对孩子好奇心的因势利导就显得非常重要。

小家伙会不停地问"这是什么？""那个是做什么用的？""为什么会这样？"如果这个时候家长能够鼓励孩子自己尝试和体验各种食物的味道，再让它们在孩子的头脑中自然组合，生成美味佳肴（学习和体验的过程有点像李时珍尝百草，亲身体验而后集大成！不过，要注意卫生和安全哦），孩子就会快乐地寻找各种食物。每一次的新发现对他们而言都是一个惊喜，受教育原本也是满怀快乐的。同时，兴趣所向，厌食、挑食的问题也会明显减少。

所以，当孩子把面粉、面团弄得满身满地，用果汁泡米饭，上天入地地寻找新鲜感的时候，家长不必过分焦虑，孩子在这个过程中是快乐的。

每天面对未知的世界，满怀期盼，正是这种方式巧妙地扩展了孩子的知识面。今天的孩子，缺少的正是这种不断试误、不断纠正、从而牢牢记住的教育模式。

如果，婴幼儿期只能面对千篇一律的教材接受填鸭式教育，未来多数孩子只能达到"术"的境界，仅是按方抓药、照章操刀、中规中矩的一个"匠人"罢了；而那种把生活作为享受，不遵循任何章法，随手利用身边一切能量为我所用的格局，则是不快乐的教养模式无法企及的高度。

书本是死的，人是活的，如果，生活中的一点一滴都变成有趣的学习，万物生长消亡的过程孩子都能用心记忆，并发掘它们的新用途，这些从做中学到的知识会让孩子的未来更加扎实和务实。能够热爱食物，对生活有更多激情的人，也必将能体会到更多的幸福感吧！

3.给孩子最需要的

纵观古今中外的营养育儿体系，虽然养育环境有所不同，但无论物竞天择还是与时俱进，提供给孩子现阶段所需要并能吸收利用的营养，是家长需要极大的智慧和勇气来坚守的基本原则。这条原则之所以要重点强调，是因为很多家长在潜意识里会忽略和漠视。

孩子现阶段所需要的营养受先天遗传、后天喂养方式、生长需要、食物种类、摄入量、摄入时间、制作方法、环境变迁等种种不确定因素的影响，横向与其他同龄孩子比较基本无意义。尤其以同龄宝宝的摄入量作标准并强制执行，达不到目的后便焦虑不安，这种行为绝对是有害无益的。

有所为，有所不为。受不了宝宝可怜巴巴央求的眼神，给宝宝买含有阿斯巴甜、反式脂肪酸、添加剂、色素、香精等禁忌食物的家长多数属感情用事。既希望家人健康，又做出对自己和孩子健康不负责任的行为，典型的言行不一致，让宝宝在学习和模仿什么？

4.辩证看待摄入和吸收的关系

摄入和吸收哪个重要？很多家长会忽略这点。母乳的脂肪颗粒是牛奶脂肪颗粒的1/6，我们会发现：相同的摄入量，吃配方奶的宝宝一定会比吃母乳的宝宝大便次数和数量多。辩证地看这个问题：吃得多、拉得多的孩子，一方面说明孩子有吃的欲望，但另一方面也说明孩子的吸收率相对较低。引申开来讲，能吃、能喝、能拉并不是肠胃和身体健康的唯一标准。同时，摄入量较少的宝宝，应该调整的重点是肠胃吸收和运化的能力，同样能达到身体对营养需求的目的。单方面地增加摄入量只能增加肠胃负担，降低蠕动率，甚至造成恶性循环（积食，手心、脚心发热，容易感冒、发烧）。

5.食物要与体质相适应

※ 寒型体质的食疗食养

调整原则

这类宝宝一般应以温补、防泻为重点，补足气血并防止外泻。家长要注意的是，热量不仅仅来自食物，同时也可以通过锻炼产生，加大活动量未尝不是个治本的好办法。

寒型体质分为外寒和内寒两种状态。外寒，一般受外界环境影响（节气变化或者夏季吹空调等，体内外环境温差较大，寒气通过皮肤进入腠理及内脏），寒气只停留在表层，家长只需驱赶表层的寒气，奏效后即可停止；内寒，寒气进入机体时间较长，或父母先天遗传给宝宝的体质，调整时间比较长，需要家长持之以恒地坚持食疗。

饮食重点

多给宝宝吃些辛甘温热的食物，比如羊肉、鸽肉、牛肉、鸡肉、龙眼、生姜、蒜等；忌食寒凉的食物，比如西瓜、冬瓜、白菜，特别是冰激凌、冰镇饮料等。

◎ 脾胃虚寒、容易腹泻的宝宝首先要杜绝寒凉食物的摄入，多摄取羊肉山药枸杞汤、桂圆栗子粥、嫩莲子枸杞红枣羹、红豆红枣粥等温养脾胃的食物。

◎ 肺寒的宝宝适合用热三根汤（葱根、香菜根、白菜根）驱赶寒气，红糖生姜水、烤橘子、香菇鸡汤、蒸大蒜也适合，食疗的同时在背部肺俞的位置用上海盐包效果更佳。

【肺寒症状】流清涕，打喷嚏，喘，气短，喉痒，或痰少稀白、呈泡沫状，或发热、怕冷、手足凉。舌淡，舌苔白。如果宝宝没有鼻涕，喝点热水后有清鼻涕也算风寒，只不过症状较轻而已。

◎ 宝宝容易手脚冰凉是因为气血循环不到神经末梢。热量不仅仅来源于食物，在加大活动量的同时给予补充热量的食物，对提高宝宝的整体素质很有帮助。

◎ 面色苍白的宝宝应给予红枣、龙眼、荔枝、山药等益气养血的食物。

◎ 发冷、打喷嚏、流清鼻涕的宝宝，可以用干紫苏叶（药店购买）一把，沸水冲泡5～6分钟后给宝宝喝，对内热外寒的宝宝效果很好。

※ 热型体质的食疗食养

调整原则

调整应以清热去火为重点，调理方法主要有两点：增加排出和减少摄入。

◎ 增加排出

中医的清，即清理超过身体负荷的垃圾，多采用清热去火、润燥通便的凉性、泻性食材，以达到与身体吸收能力相符的程度；西医是指增加肠胃的蠕动和吸收能力。健康宝宝每天食用一定量的酸奶可以达到保健效果；已经疳积的宝宝，需要通过有一定活性和特定菌种的益生菌才能达到健康的目的。加大宝宝活动量，例如跑、跳、蹦、爬楼梯（山）等增强心肺功能的运动也是增加排出（汗、液、泪、便）和消耗的一个重要方式。

Rayman妈妈温馨提示

饮食以清淡、容易消化的食物为主。鱼生火、肉生痰，已经有内热症状的宝宝，应该减少对高蛋白食物的摄入量，不吃或者少吃。

◎ 减少摄入

你给予宝宝的食物，无论是否有营养，如果宝宝的身体吸收不了，自动识别为垃圾，本来一个部门即可轻松完成的消化、吸收、运转过程，需要再动用身体另一个部门去清理。你在做什么？折腾宝宝身体玩吗？所以，给宝宝少吃点，喝几天容易消化的清粥，让宝宝身体自己调整过来就可以了。

饮食重点

一般来说，小宝宝后天的护理环境基本是面对三方面：第一是"惊"，小孩被吓到是惊，玩得太高兴、太兴奋也是惊；第二是"风"，着凉、受热而引起感冒、发热等病症；第三是"滞"，以燥热、食滞、湿热为主，而内热体质也是滞的一种表现，所表现出的症状为：大便先干后湿，胃口欠佳，夜睡不宁，湿疹反复，嘴巴有味道，眼垢多，夜间盗汗，一有风吹草动就容易生病。举例来说，北京的冬天气候比较干燥，又加上很多宝宝在1岁以后就开始喝配方奶粉，很容易成为热型体质。所以我经常强调，婴幼儿的日常保健清火祛热是最关键的。应该多给宝宝吃清热去火的凉性食物，凉性食物对生理机能具有镇静及清凉、消炎作用，适合热型体质宝宝吃，可改善其不眠、肿胀及炎症。绿豆、海带、西洋参、梨、菱角、菊花、车前草、丝瓜等，大多数的蔬菜、水果以及海洋蔬菜、青草类均属凉性。

常用食物调养详解

食物名称	食物疗效	制作方法
绿豆	味甘，性寒凉，能解暑热，除烦热，还有解毒的功效。	可以熬汤、煮粥或做成绿豆糕食用。但注意不宜与中药同服。
兔肉、鸭肉	味甘性凉，有解热毒、凉血、通便作用。	可以红烧或炖汤。
梨	味甘微酸，性寒，有清热润肺、除烦止渴的功效，对热病后心烦口渴、尿黄便干尤为适宜。	可生吃或用梨去核塞入冰糖或蜂蜜（1岁以内的宝宝不宜吃蜂蜜，1岁以后建议吃儿童蜂蜜）蒸熟后食用。注意梨汁性寒，便稀的孩子少吃。
荸荠	味甘，性微寒，有清热、解渴、化痰作用，适用于热病的心烦口渴、咽喉肿痛、口舌生疮、大便干、尿黄者。	可以生食，也可炒菜，还可以捣汁冷服，对咽喉肿痛尤佳。
百合	味甘微苦，性微寒，能清热又能润燥，对肺阴不足引起的干咳、少痰或低热、咽喉肿痛均有效。	用鲜百合捣汁加水饮之，亦可煮食，也可用冰糖一起煮食。
芹菜	味甘苦，性微寒凉，有清肝火、通利血脉的功效，对头晕、面红目赤、牙龈肿痛等有辅助疗效。	可以凉拌，也可用水煎饮。
黄花菜	味甘，性凉平，有清热解毒功效，可用于牙龈肿痛、肝火、头痛头晕、鼻衄等。	可以炒熟或煎汤食用。要注意鲜黄花菜食用不当可引起中毒。
藕	味甘，性平寒，有清热生津、除暑热、凉血止血、润肺止咳作用。	以鲜藕生食或捣汁为宜。
莲子栀子汤	莲子鲜者甘、涩、平，无毒；干者甘、温、涩，无毒。栀子性寒味苦，有清热解毒、泻火凉血之功效。	莲子30克（不去莲心），栀子15克（用纱布包扎），加冰糖适量，水煎，吃莲子喝汤。

另外，麦芽、谷芽、茅根、角丝、灯芯花、山楂等，这些东西我们日常生活中都能用到，属于医食同源的食材，每种几钱，用水煮好，放点儿糖，每天给宝宝喝一点，也能起到很好的效果。

※ 虚型体质的食疗食养

调整原则

调整应以补虚、藏肾、固元为重点。宝宝由于先天体质和后天饮食不同等诸多原因，常有脏腑阴阳偏胜、偏衰的情况发生，了解宝宝的体质，根据不同的体质给予不同的膳食调养，才能帮助宝宝生长发育。虚型体质调整因个体差异不同，应在医师或者营养师详细了解和正确诊断的基础上有针对性地进行调养。

饮食重点

饮食主要以气血双补为主。应多给宝宝吃羊肉、鸡肉、牛肉、海参、海虾（非河虾）、木耳、桂圆、核桃、红枣、栗子、山药、樱桃、胡麻、糙米、小麦、莲藕等食物；忌吃虚泻、苦寒、生冷的食物，比如苦瓜、绿豆等。

◎ 肺卫不足的宝宝要给予有养肺功效的膳食。

	饮食宜	饮食忌
粮油类	大米、小米、玉米面、绿豆、粳米、藕粉、杏仁粉。	
肉蛋类	瘦肉、鸡蛋（蛋黄）、豆类及豆制品、动物肝脏、乳类及乳制品、羊肝等。	忌食肥甘、厚味、甜腻、辛热、烧烤、煎炸之物。
蔬果类	胡萝卜、油菜、大枣、番茄、菠菜、大白菜、莲藕、山药、生姜、百合、白果、新鲜柑橘、梨、橙子、西瓜、荸荠、甘蔗等。	
中药类	燕窝、虫草、西洋参、党参、黄芪、紫苏、防风、枇杷叶、川贝母、杏仁、桔梗、柿霜、五味子、甘草、沙参等。	

Rayman妈妈温馨提示

·感染和过敏是诱发咳嗽的重要原因。过敏体质的宝宝呼吸道出现问题期间应尽量减少或忌食海鱼及虾蟹等容易助湿、生痰、上火的海腥食物。

◎ 脾胃不足的宝宝应给予健胃、助消化的膳食，注意食物的量要严格控制。

	饮食宜	饮食忌
粮油类	粳米、玉米、小米、高粱、小麦、大麦、荞麦、大豆、扁豆、薏米、栗子、花生、山药、甘薯、蚕豆、芝麻油、菜油等。	
肉蛋类	瘦猪肉、牛肉、鸡肉、牛奶、狗肉、鸡鸭兔肉、鹌鹑蛋、鹅蛋、草鱼、鳝鱼、鲫鱼等。	螃蟹、油炸熏烤、生冷油腻、过于性味甘厚的食物。
蔬果类	菠菜、胡萝卜、白萝卜、洋葱、南瓜、山楂、苹果、香蕉、荔枝、橙子、木瓜、桃子、柠檬、椰子、无花果、石榴、榧子、大枣、生姜、大蒜、韭菜、大头菜、莲藕、莲子、甘蓝、香菇、猴头菇、白木耳、枸杞等。	柿子、猕猴桃、莼菜、西瓜、茭白、麦门冬。

补益脾胃的中草药有白术、甘草、茯苓、砂仁、木香、麦芽、山楂、谷芽、陈皮、丁香、鸡内金、肉桂、乌梅、人参、黄芪等，与食物配制成药膳效果更佳。

◎ 禀赋不足的宝宝应给予健脾补肾、温补血气的膳食。

	饮食宜	饮食忌
粮油类	黑豆、黑米、黑芝麻、白扁豆、芡实、栗子、白果、豆豉、红曲、谷芽、麦芽等。	
肉蛋类	牛肉、鸡、鱼、蛋、奶、豆制品、骨髓等。	慎食泄的食物
蔬果类	桑葚、桂圆、核桃、山药、红枣、莲子、百合、燕窝等。	

常使用的中药有枸杞子、冬虫夏草、熟地、紫河车、附子、肉苁蓉、覆盆子、益智子、鹿茸、蛤蚧等。

※湿型体质的食疗食养

调整原则

健脾利湿，祛痰化浊。

饮食重点

这种体质的宝宝应该以健脾、去湿、化痰、利尿食物为主，应常吃味淡、性温平的食物，多吃些蔬菜、水果，尤其是一些健脾利湿、化淤祛痰的食物，更应多给宝宝食用。

粮谷类宜食	粳米、小米、玉米、薏米、扁豆、蚕豆、红小豆、大枣、山药、栗子、芡实等。
蔬菜类宜食	白萝卜、冬瓜、豇豆、包菜、芥菜、韭菜、香椿、洋葱、大头菜、香菇、辣椒、大蒜、葱、生姜等。
水果类宜食	枇杷、荸荠、白果等，木瓜、杏、荔枝、柠檬、樱桃、杨梅、石榴、槟榔、佛手等。
水产品宜食	海带、紫菜、海蜇、鲢鱼、鳟鱼、带鱼、泥鳅、黄鳝、河虾、海参、鲍鱼等。
肉类宜食	牛肉、羊肉、狗肉、鸡肉、鹌鹑等。
其他宜食	冬瓜仁、杏仁霜、莲藕粉、茯苓饼等。

限制食盐的摄入，不要给宝宝吃肥甘油腻、酸涩的食物，如李子、饴糖、石榴、酸柚、柿子、枇杷、砂糖、田螺、螺蛳、鸭肉、蚌肉、牡蛎肉、梨、山楂、甜菜、枸杞等，容易生痰。少吃油脂含量很高的各种油炸、油煎食物。杜绝甜食。此外还要注意不要暴饮暴食和进食速度太快，细嚼慢咽有助于宝宝的脾胃功能和食物运化。

※ 风型体质的食疗食养

调整原则

安神定惊，温补驱风。

饮食重点

温热类食物能起到让宝宝安静舒缓的作用，例如枣、桃、柿子、龙眼、荔枝、葡萄、樱桃等。要提醒的是，酸涩类的水果，如杨梅、杏、李子，对此类型宝宝非常不利，最好能回避。吃水果之前最好能稍稍加热一下，哪怕只是在手里捂热也要比直接吃下去更有好处。要知道，凉凉的食物对于本身就脆弱的肠胃可是不小的刺激。

※ 燥型体质的食疗食养

调整原则

滋阴润燥。

饮食重点

宝宝鼻喉黏膜娇嫩，鼻腔干燥，易出现喉部发痒，甚至出现干咳，累及上呼吸道，引发感染；同时皮肤干燥，汗液蒸发较快，较容易上火，大便干硬，应以润燥生津、清热解毒及助消化的食物为主。在宝宝出现鼻燥、唇干、咽痛、干咳时，除了要多喝水，还要多吃果蔬。一日三餐还可适当煮些滋阴养肺的粥来喝，方法很简单。煮粥时可视孩子的症状选滋补肺阴、清除燥热、甘寒汁多的食物加入其中，如：

【水果】甘蔗、香蕉、山竹、猕猴桃、火龙果等。其中，柚子是最佳果品，可以防止宝宝最容易出现的口干、皮肤粗糙、大便干结等燥现象。

【蔬菜及其他】菠菜、空心菜、苦菜、苦瓜、银耳、百合、银杏、莲藕、莲子、菱角、白菜、山药、荸荠、杭白菊、胡萝卜、冬瓜，以及各种豆类及豆制品、带壳的蛤蜊豆腐汤、玉竹等药材或食材等均可入粥，以润肺生津。

应避辛腥食物刺激肉类食物，多食用白肉类，牛羊肉、鱼不吃为宜。食用水果类要特别注意，不要食用容易上火的水果，比如菠萝、榴莲、桂圆等。

※ 过敏体质的食疗食养

调整原则

改善过敏体质要从环境和饮食两方面着手。大环境我们不易改变，因此饮食的改变就显得更重要。许多医学报道也印证，调整日常饮食对过敏体质的改善会有很大的帮助。

现代生活中，这种体质的宝宝比例非常大。很多过敏会伴随终生，只可缓解和维持，无治愈案例。家长在提高宝宝免疫力的同时，要注意让宝宝避免接触过敏原。

饮食重点

过敏体质除了遗传因素外，食物也能诱发病情发作。肉类、牛奶、禽蛋等动物性食物是罪魁祸首。以肉食为例，肉食可使人体内的红细胞质量降低，形体变大。

这样的红细胞缺乏生命活力，容易破裂。由这种低质量红细胞组成的人体，对自然的适应能力与同化功能大大削弱，加上牛奶、蛋类的蛋白质分子容易从肠壁渗入到血液中，形成组织胺、5—羟色胺等过敏毒素，刺激人体产生过敏反应，使末梢血管扩张而导致皮肤发炎。但动物性食物是保障宝宝发育的诸多重要养分的主要来源，完全限制既不可能也无必要，科学家研究的妙策是：

◎ 同样是肉类，鸡比鸭容易引起过敏（鸡肉中蛋白质的含量比鸭肉中高）。在水产品中，有壳的食物（如虾）比无壳的食物（如鱼）容易引起过敏。食物的种子（如西瓜子、南瓜子）比该食物（西瓜、南瓜）容易引起过敏，因为，植物种子含有较丰富的蛋白质。

◎ 减少一些动物性食物的摄入，多摄入一些清淡而含有丰富维生素和植物蛋白质的食物，像大豆、糙米、豆制品、栗子、胡萝卜、高丽菜、青椒、

Rayman妈妈温馨提示

1岁前慎食麦类食物，慎食蚕豆、花生等易过敏食物。3岁前少食麦类食物。

苹果、胡桃等。多吃糙米、蔬菜能使宝宝的过敏性体质得到改善，这里的奥妙在于糙米、蔬菜供养的红细胞生命力强，又无异体蛋白进入血流，所以能防止特应性皮炎发生。日常饮食要营养丰富才能提高身体的免疫力，如此也能减少过敏症状的发生。

◎ 冰冷的食物容易刺激咽喉、气管和肠胃道，引起血管和肌肉紧张而收缩，引起一些过敏反应。过敏体质在中医辨证上多为虚寒体质，最忌吃冰凉的食物，但偏偏很多宝宝最喜欢吃冰凉的食物，每次吃完冰冷的食物就会引起过敏疾病的发作，所以家长要拒绝给过敏体质的孩子吃冰冷的食物。

◎ 孩子一般都喜欢吃油炸食物和大鱼大肉，这些油腻的食物容易妨碍肠胃的消化能力，肠胃功能失常也是致发过敏的一大原因。因此，要让孩子少吃、最好不吃油炸食物和大鱼大肉。

◎ 一些辛辣刺激的调味品会散发刺激性气味，容易刺激呼吸道和食道，也容易导致过敏发作，应尽量避免。

◎ 虾、蟹等咸寒食物含有较高的异体蛋白质，很容易引发人体的过敏反应，要避免摄取。牛奶、花生、蛋、巧克力、芒果、海鲜等食物，也都是容易引起过敏

的食物，必须特别注意。

※复合型体质的食疗食养

具有多种体征的宝宝的确不好选择食物，有的妈妈在宝宝生病的时候遇到这个问题不知如何下手，无奈之下只能选择一些清淡的食物，然后加一些水果熬几天。其实，判断体质并非我们的最终目的，真正的目的是要找出适合孩子体质的对症食物。了解体征出现的问题所在，寻找与其相对性的身体脏腑器官，并找出与之相对匹配的食物，食疗方向便不至于有失偏颇。只要能够按照这个方向持之以恒地坚持下去，宝宝的身体就会越来越健壮。

判断宝宝的主要体征

可以根据上文介绍的0～6岁生理症候量表（见第36～37页）来纵横区分：

横向：时间段比较。如果每月做一次测评，基本集中的几种症状就是主要体征，其他次要体征受环境、节气、喂养方式的影响。基础饮食结构和喂养方式以主要体征为主长期坚持，次要体征随饮食、节气和环境调整，体征消失后即可停止。

纵向：宝宝的问题都集中在哪里，肠胃吸收还是蠕动问题，胃寒、胃热、肠燥还是心火比较大，亦或皮肤营卫不足，哪个季节是调养和防护的重点，等等。

五脏所主及虚实表现

五脏	主症	实	虚
【心】	惊	哭叫发热，饮水而搐，手足动摇，发热饮水，笑不休。	卧而悸动不安，容易悲伤。
【肝】	风	目直大叫，呵欠项急（脖子发硬），容易发怒。	磨牙，打哈欠，气虚（多出现气热则外生、气温则内生），容易恐惧。
【脾】	困	困睡，身热饮水。腹胀，小便不利。	吐泻生风，不思饮食，四肢不利，五脏不安。
【肺】	喘	闷乱喘促，胸盈仰息。有饮水者，有不饮水者。	闷乱哽气，长出气，气少气短，鼻塞不利。
【肾】	虚	无实	无精光，畏明，体骨重。严重的容易头晕、昏厥。

摘自：（宋）钱乙《小儿药证直诀》

通过五脏所主以及虚实表现（健康短板）就可以有针对性地进行饮食和喂养调整了。

对症食物的选择方法

五行食物入经表

8种体征				相对应的五脏六腑		相对应的食物性味、五色		五季与五气	
五官	五体	五液	五声	五脏	六腑	五味调养	五色	五季	五气
眼	筋	汗	笑	心木	小肠	心用咸补甘泻	红	夏	暑热火
舌	血脉	泪	呼	肝火	胆	肝用辛补酸泻	绿	春	风
唇	肉	涎	歌	脾土	胃	脾用甘补辛泻	黄	长夏	湿
鼻	皮毛	涕	哭	肺金	大肠	肺用酸补辛泻	白	秋	燥
耳	骨（髓）发	唾	呻	肾水	膀胱	肾用苦补咸泻	黑	冬	寒

摘自：（宋）钱乙《小儿药证直诀》

　　五行食物入经表可以帮助年轻的父母掌握一些食物选择技巧。首先，家长从症状开始找起，在五官、五体、五液、五声中出现的8种体征都可以找到相对应的五脏六腑，选择食材的时候则以食物入经、性味、五色为选择要领。为了更清楚地表达食性与体征的搭配程度，我们把适合宝宝体质的食物分为3个等级：符合3点的为一等，符合2点的为二等，符合1点为三等。下面简单地分析一下。

　　◎ 要点一：适用食材

　　根据以上体征对应表可以得知：眼屎增多是心火旺盛的表征，而睡眠悸动不安则是心虚的表征。调整眼屎增多的食物选择范围需要入心经，食性寒凉、清泻为主，红色味甘的食物最适合，例如番茄、西瓜等；其次是去掉五色条件，只留入经和性味，例如：入心经而清热的冬瓜、绿豆、苦瓜等；三等则是去掉入经而只取其性味，例如寒凉清泻的芹菜、海带等。

　　睡眠悸动不安则是心气虚弱的表征，选择食物应以入心经、红色性温味咸的食物为首选，例如红肉类；去掉其一条件，有滋养心经的红枣、桂圆、枸杞为适；三等只留其滋养补虚

Rayman妈妈温馨提示

食物虽非常安全，但也应以适用不适用孩子的体征为前提（饮食宜忌）。如果食用不当，虽然大多数情况不会导致急性病理性疾病，但长期积累下来还是会影响孩子发育，家长要把好饮食和护理关。

条件的，可以选择温养类别的山药、茯苓、小米等。

◎ 要点二：互为表里

五脏与六腑互为表里，这句话很多家长理解得不是很好。举例来说：当年名噪一时的电影《红高粱》通过影片插曲《酒神曲》告诉了人们一个浅显的道理——上下通气不咳嗽，这句话足可以解释肺与大肠互为表里这个概念了。

五脏六腑里，肠胃均主肃顺，意思是肠胃如果宣降有序，整体气机就会通畅和顺，进而邪气消弭，您度自调，人身安和，复奏止咳、平喘、通秘良效。如果宝宝的大便（1岁左右需要养成每天定时大便的好习惯）不能每日按时定量排出（或状态是先干后湿或者完全干），肠内燥热之气就会上扬到肺，必然引起咽喉红肿、干咳或燥咳、湿咳、出鼻血、喘息、黏膜免疫力下降等一系列肺部反应。这个时候饮食调整重点应放在改善大肠运转环境、润燥通便上，而非止咳润肺。如果一味地用药攻伐肺部，不仅治标不治本，而且对身体正气有损。

最常见的滋阴润肺、润肠通便的食物首推白萝卜，生吃润肺，熟吃润肠。肺部燥热宜生食，但要注意吃后半小时内不宜进食其他食物，以防其有效成分被稀释；大便干燥等问题熟吃佳。

◎ 要点三：调和搭配

很多食物入经不仅是一种，作用也不尽相同，对食物的深入了解可以解决这个问题。

例如：有的宝宝有心火肝热，但是脾胃虚寒，适合用性温味甘的大麦茶来调养，其性温可以健脾暖胃，而甘味入心经则可以起到清泄的作用；有的宝宝是心火肝热，同时胃热肠燥，则适合用清热滋阴、润燥生津的藕粉、海带，清热去湿的开奶茶（中国南方常用小儿凉茶）。

食物之间食性的合理搭配可以扬长避短，发挥食材的最佳功能。例如，鸡汤在缓解症状（如鼻塞和咽喉痛）以及提高人体免疫功能方面有一定的作用。中医认为，鸡食性属于雷龙之火，雷是指心，龙是指肾，火指元气，也就是说，食鸡大补肾和心火。当一个人心气和肾气都非常虚的时候，光吃鸡是非常合适的。因为其大补元气，非常适合心肾比较虚的宝宝。但有相同体征的宝宝有时候有胃火比较大的情况，这个时候怎么吃鸡呢？这个时候，我们就可以搭配一些性阴性凉的食物来和缓掉鸡的火气，例如小鸡炖蘑菇。蘑菇性阴性凉，同时也理气开胃、补脾益气、化痰，和鸡一起做能够平和雷龙之火，同时也去掉蘑菇本身的阴气和凉性，搭配起来相得益

彰，这就属于典型的食疗上的水火既济。反之，熏、烤、炸等火上浇油的烹调方式和食材搭配是非常不合时宜的。

同样的食疗调整，还有针对不同体质宝宝的萝卜生姜水（内热外感）、羊肉萝卜汤、海带炖牛肉等，有关问题将在具体节气饮食菜单中进行详细讲解。

◎ 要点四：烹调方式

对食性了解的同时，也要对烹调方式、制作时间等进行辩证。

例如前面谈到的白萝卜，生吃润肺，熟吃润肠。

【蜂蜜】生吃滋阴，熟吃和缓。眼睛、嘴巴干涩及大便干硬者适合温水或凉水冲调，而解酒、解毒、和缓药性的时候适合熟吃。

【绿豆】开水煮5~8分钟，豆子未开的时候侧重清热，而煮开花的绿豆则侧重解毒。

◎ 要点五：过犹不及

很多家长都认为某种食物如果对宝宝好就可以多给宝宝吃，反正食物很安全，而忽略了孩子自身消化系统的耐受能力（主要是吸收率和蠕动率）。

生活中有很多这样的例子：

有的父母认为孩子摄入奶量较少，为了增加营养，擅自调高奶粉兑水的比例，高浓度的奶水进入孩子的消化系统后产生负压，灼伤肠胃黏膜，导致宝宝消化系统出现问题。

有的父母认为欧美营养制剂质量好，营养素纯度高，不管三七二十一就拿来给宝宝大量摄入。结果产生维生素C依赖症，B族维生素+维生素C大量摄入引起的贫

血，维生素D中毒，摄入中老年软化血管、强化心肌用的鱼肝油……因营养摄入过量和错误导致的问题层出不穷。

中医黑豆入药，黄豆不入药，凸显黑豆不同于黄豆的特殊的祛疾保健功能。家长认为黑豆补肾功能强大，给孩子每天喝很多黑豆豆浆，而忽略了孙思邈说过的"黑豆少食醒脾，多食损脾"。

有家长认为海虾很好，自己的小宝宝非常爱吃，一次能吃7～8个基围虾，结果孩子手心、脚心发热，经常低热，咽喉红肿，夜睡不宁，消化不良，厌食，此等情况层出不穷。

有家长认为松子、核桃补脑，给宝宝吃了很多坚果，导致油脂摄入过多……

有家长认为山楂可以健脾开胃，给宝宝吃很多山楂，导致胃酸过多……

这里再次提醒中国父母：宝宝辅食添加和喂养应以适合、适用、适时、适度为基本原则，过犹不及。

6.食物要与节气相适应

世界诸国都有一套自己的饮食哲学，而"阴阳五行"与"药食同源"则为亚洲饮食体系的精髓所在。中国人讲究春食花茶、夏食绿茶、秋食青茶、冬食红茶，就是在利用各种节气特点，与食物性味相结合，利用自然的能力以达到健康的目的。具体内容将在本书的下篇详细介绍。

7.艾叶、海盐和生姜的妙用

很多家长都在想，中国古时没有现在丰富的育儿物品，古人是怎么养育婴儿至身高七尺之身的呢？很多中国传统的自然育儿方法其实很简单实用。让我们了解下传统的育儿方法吧！

※ 艾叶的神奇功效

艾属菊科草本植物，茎有分枝，质硬而多叶，高在1米以上，开绿黄色小花，其叶有银灰色光泽，是一味古老而神奇的良药。明代李时珍《本草纲目》记载："艾灸百病，理气血，逐寒湿，温经止痛，以三年陈艾为胜。"孟子说："七年之病，求三年之艾。"意思是说，七年之病很顽固的，然而3年以上的陈艾却可以治愈它。

如果说杏是中医之花，那么艾便是中医之草了。艾的应用在我国至少已有3000多年历史，中国传统医书中多次提及用艾叶洗澡给宝宝预防和治疗痱子、驱除蚊虫叮咬，还能预防感冒、鼻塞或其他疾病（增加皮肤和黏膜的营卫作用），古籍上还有记载春季常常用来防制瘟疫的记录。民间善用艾草、雄黄，菖蒲为避邪之物，尤以艾绒为条，薰香居室，去暑除湿，驱蚊避秽，是家庭必备的环卫保健之物。

艾叶的使用，在现代育儿生活中会遇到一些操作、环境和体质辩证上的问题，导致家长对艾的效果有不理解和不明白的地方。这里介绍一些小常识，帮助家长正确使用艾叶，打造宝宝健康的营卫系统。

用于预防保健

针对问题	驱蚊，去湿疹，提高免疫力。
用量（干品）	0～6个月：10克～20克；6～12个月：20克～30克；1岁以上30克。
使用方法	用纱布包好艾叶干品，煮水10～15分钟，用此水给宝宝洗澡。
推荐水温	37℃～39℃。可与温水调和使用，夏日降温、驱蚊、解暑，不必再用温水冲净。
沐浴时间	10～20分钟即可。

用于风寒感冒的辅助治疗

针对问题	风寒感冒初期，流鼻涕，打喷嚏，风寒性腹泻等辅助治疗。
用量（干品）	0～6个月：10克～20克；6～12个月：20克～30克；1岁以上30克。
使用方法	用纱布包好艾叶干品，煮水10～15分钟，用此水给宝宝洗澡。
推荐水温	40℃～45℃。只有这个水温才能发汗镇静，不可与温水调和使用。
沐浴时间	10～15分钟。
温馨提示	注意沐浴后应把宝宝身体擦干才能抱宝宝出浴室，2个小时内尽量不要出门。沐浴后不要再吹冷风受寒，因为这个时候寒气刚通过毛孔逼出来，皮肤毛孔尚未关闭，如再次受风或受寒，就达不到艾叶的辅助治疗效果了。

用于皮肤过敏的辅助治疗

针对问题	湿疹、皮炎、幼儿急疹等后期恢复时使用。
用量（干品）	0～6个月：10克～20克；6～12个月：20克～30克；1岁以上30克。
使用方法	用纱布包好艾叶干品，煮水10～15分钟，用此水给宝宝洗澡。
推荐水温	35℃～37℃。

Rayman妈妈温馨提示

患幼儿急疹的宝宝使用艾叶透疹，应在刚刚发出小红点以后使用，辅助宝宝快速把疹子发出来，没有发出来以前不要使用。

常见问题答疑

Q：我的宝宝非常容易上火，大便干燥或先干后湿，经常咽喉红肿，手心、脚心也较容易发热，睡觉也不踏实，是不是不能使用艾叶洗澡？

A：艾叶本身性辛、温，针对寒症解表效果比较出色，例如夏季吹空调引起的流清涕，冬季外出抵抗力差引起的风寒感冒等。洗澡、泡脚的时间应控制在10～20分钟，宝宝微微出汗即可，时间一久，药效进入腠理和三焦，势必引起脏腑的一系列连锁反应，所谓"火上浇油"的事情就会屡见不鲜。同时，阴虚血热的宝宝慎用艾叶，这种体质的宝宝身体原本就处于一种虚热的状态，强行用艾叶促进其身体气血循环和新陈代谢，也会导致一系列问题出现。这种体质的宝宝，应在饮食上予以滋阴清热的食物和护理，调整平衡后再给宝宝用艾叶沐浴。

Q：宝宝用艾叶泡澡的时候一直喊痒，在身上挠来挠去，像是过敏了。上次用艾叶洗澡，她也说有点痒，可没有这么严重，而且这回喂了抗过敏的药效果也不是很好，这是为什么呢？过敏时应该给宝宝吃什么食物比较好呢？

A：艾叶本身是抗过敏的。看了您的描述，请家长排查下是否是因维生素缺乏引起的过敏，最近的蔬菜、水果是否吃少了。艾叶本身具有促进气血循环的作用，身体进行新陈代谢时是需要大量营养素去参与代谢的，当营养摄入不均衡的时候就容易出现一些类似过敏的症状。这也说明出现过敏现象的宝宝本身就是湿滞的体质，因此宝宝才会在用艾叶洗澡时有时过敏程度较轻，有时较重。

※ 海盐包的使用方法

海盐包是个很好用的育儿经方，对因受凉引起呕吐、腹泻、发热、打嗝等情况效果显著，属于家庭常备方，简单易行，价格实惠。

【使用方法】500克海盐，50克花椒，50克小茴香，搅拌均匀后用微波炉或者铁锅加热，然后装在布袋里，给腹泻、呕吐的孩子敷肚子，孩子打嗝或者放屁以后就好了。风寒咳嗽的孩子需要敷后背肩胛骨的位置，注意温度。一般根据年龄划分，0~1岁每次10分钟左右，每天3~5次；1~3岁每次20分钟左右，每天3~5次。好了以后就不用热敷了。

有的宝宝天凉了也喜欢光脚在屋子里跑，有的睡觉蹬被子（内热体质），特别容易肚子着凉，或者从寒冷风大的室外回来马上就给宝宝吃东西。对于这种肚子里压到凉气了的宝宝，热敷海盐包就会大显神威，打嗝或者放屁以后症状就会缓解。风寒腹泻的宝宝虽然当时不会立即见效，但多热敷几次也很有帮助。

※ 生姜的21种用法

这个因为是物理治疗方法，对宝宝来说非常安全有效！

一般而言，老姜比嫩姜药效果来得佳。虽然说姜的用途有多种，但有痔疮者假如食用太多，对于病情不但无法改善，反易恶化，因此食用时要注意节制。再者，有皮肤病的人也要注意，特别患有急性炎症者更不能多用。

Rayman妈妈温馨提示

姜膏的做法

首先将马铃薯去皮磨碎，加入等量面粉和1/10量的姜汁混合而成泥状物，然后将泥状物铺在布条上（大小是6厘米~10厘米）即为姜膏。

下面的偏方除了特殊注明外，均是供大人使用的份量，15岁以上者可使用本处方，15岁以下者使用2/3量，孕妇也以2/3量为宜。但患有心脏病、肾脏病、高血压者，份量及次数应减少。

以下所列有关姜的医学用途，希望妈妈们能适时采用。

腹泻

将生姜烤焦后磨成粉末，取5钱姜粉和粥汤混合饮用，对于急性腹泻治疗效果很好。如果情况相当严重，取姜、咸梅、黄连、当归、阿胶等混合服用亦可见效。

风凉腹泻

生姜去皮，妈妈用嘴嚼出少许汁液，放在干净的纱布上，放在孩子肚脐上3分钟（时间不宜过长）。搓热手掌，以肚脐为中心按摩孩子肚子，促进肠道蠕动，打嗝或者放屁以后症状即可缓解。1天3次，不宜过多。孩子出生后脐带脱落即可使用。

慢性腹泻

用白米和糯米混合煮成稀饭，加少许姜汁搅拌后食用。用姜汁坐浴效果更佳。治疗此症必须要有耐心，慢慢就会有成效的。

感冒

将陈皮、紫苏、甘草及老姜一起煎熬服用，可以治感冒。陈皮是干燥的橘子皮，紫苏及甘草在中药店均可买到，只要将上述4种药物各取3钱，加入500毫升水一起煎熬，趁热喝下即可。

咳嗽

先将两颗梅用火烤到表皮焦，接着取两片生姜用火烤，烤后磨碎，然后将姜末儿和梅用纱布挤出汁液注入碗内，再加入粗茶，让宝宝趁热服用，可以治疗重咳嗽。梅即酸梅（非梅干），食品店有售。6个月以上的孩子适用。

取大拇指大小的老姜磨成姜末儿，加入蜂蜜和开水，趁热服用可治咳嗽。如果再加入莲藕汁效果更好。再者，取小酒杯量的莲藕汁和1/10量的姜汁、少许盐水，泡入热开水服用，可以抑制咳嗽。此法不适合1岁前的孩子。

百日咳

将莲藕磨碎，用纱布挤出汁液注入碗内，同时加入少许砂糖和盐，最后放入莲藕汁量1/10的姜汁，搅拌后开水趁热冲服，可治百日咳。同时，用老姜榨出姜汁后，用纱布蘸取擦拭喉咙外部皮肤将更具效果。

发热及出虚汗

发热时取萝卜汁3小酒杯、姜汁1小杯、酱油1杯半，热的浓茶40毫升，搅拌后饮用可治此症。同时，在睡觉前用纱布沾热姜汁擦拭身体，有助于治疗虚汗。

咽喉炎

取蛋黄1个，姜汁两三滴，少许砂糖，再泡入热汤，搅拌均匀后趁热喝下，可以消除咽喉肿痛。

肺炎

将毛巾放在脸盆内和生姜、米醋一起煮（不必加水），待烧开后取毛巾（温度不要过高，以免烫伤皮肤）揉胸部及背部，必要时用纱布将毛巾捆在胸部敷着，但不能绑得太紧。（注意：姜和醋的比例为1∶6）。

支气管炎

取两三个老姜磨碎，再用纱布挤汁，然后用纱布沾姜汁擦拭喉咙外部皮肤。必要时用不透水的塑胶布将沾有姜汁的纱布固定在喉部效果更佳。

蓄脓症及鼻子不通气

患蓄脓症时，用姜、面粉及土豆等制成的姜膏贴鼻根、鼻两侧、眉间、前额都可以产生良好效果。若鼻子不通气，可用粗茶（茶叶煮滚）加入少许盐洗鼻孔，然后用棉签蘸姜汁擦拭鼻孔，1日3次即可。

夜尿症

患夜尿症时用萝卜的干叶煎熬的汁液和姜汁泡入温水坐浴，久而久之自然会见效。

食欲不振

把萝卜磨碎后加入少许姜汁，搅拌后用来佐餐，对于增进食欲和帮助消化有功效。如果胃部感到堵塞、食欲不振时可吃下几片姜，或者喝一些煎熬的姜汁均可。

湿疹

取萝卜的干叶煎熬成汁，混合姜汁用，擦拭患部，经过一两周后可以完全治愈。

肿疱

取磨碎的土豆和少许姜汁混合成泥状，贴在患部即可消肿。但3岁以下的宝宝皮肤较敏感，不可使用此药。

割伤及咬伤

割伤时，用姜汁和麻油制成的姜油或姜膏敷患部即可。如果被狗、老鼠及毒虫咬伤，急用时也可用姜油和姜膏敷患部。但被疯狗咬伤，贴敷后必须立即送医院急救，不可迟疑。

食物中毒

如果是吃兽肉、鱼类及菌类中毒者，应饮用姜汁；若吃竹荀（竹笋的一种，必须过水焯熟后食用，不能生食）中毒，取5钱姜汁加上1两麻油饮用。

麻疹

取一汤匙萝卜汁、姜汁一两滴，少许盐和砂糖，加5倍温开水搅拌服用。上述数量是1日份，可分3次服用，可以帮助发疹。上述药方是1岁乳儿的份量，若是5岁份量可以加倍，10岁者可加至4倍，视年龄斟酌之。小儿急疹不算在内。

冻伤

将生姜切片装入布袋后置于浴池内洗澡可以疗伤。再者，将切成片的姜煮成汤，用来敷患部亦可见效。

晕车

容易晕车的人只要在乘车、船之前30分钟饮用热姜汁，一定可以得到意想不到的效果。再者，连着打嗝不停时猛喝一口姜汁，马上就可以阻止打嗝。喝不了姜汁的宝宝可以拿在手里闻。

中暑

中暑时，先用稀释的姜汁灌入孩子口中，等恢复意识时用姜汁、莲藕汁和温汤制成的汁液给宝宝喝下，同时用姜油在其头部擦揉效果更好。

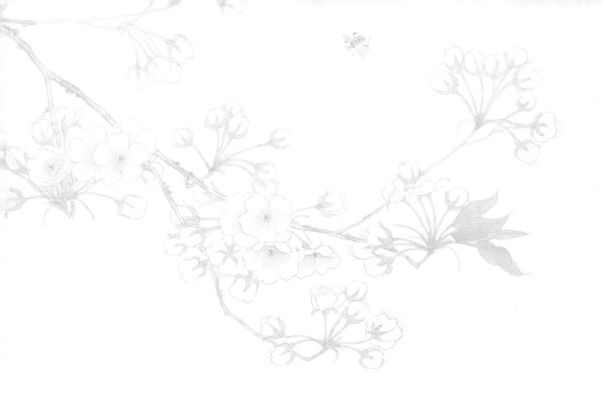

下篇

24节气营养育儿方案

24节气是中国古代订立的一种用来指导农事的补充历法，是根据太阳在黄道（即地球绕太阳公转的轨道）上的位置来划分的。24节气能反映季节的变化，指导农事活动，影响着千家万户的衣食住行。根据中医理论，人与自然界是天人相应、形神合一的整体，人类机体的变化、疾病的发生与24节气紧密相连。孩子的健康也同样如此。顺应节气特点合理安排日常饮食，孩子就能少生病。

一、立春：东风解冻鱼上冰

律回岁晚冰霜少，春到人间草木知。

便觉眼前生意满，东风吹水绿参差。

——（南宋）张栻《立春偶成》

1.节气特点

每年的2月4日或5日太阳到达黄经315°时为立春。立春是一年之中的第一个节气，此时"嫩如金色软如丝"的垂柳芽苞，泥土中跃跃欲试的小草，正等待着春风吹又生。"律回岁晚冰霜少，春到人间草木知"则形象地反映出立春时节的自然特点。

中国古代将立春的15天分为三候：一候东风解冻，二候蛰虫始振，三候鱼陟负冰，说的是立春初始东风送暖，大地开始解冻；立春5日后，蛰居的虫类慢慢在洞中苏醒；再过5日，河里的冰开始融化，鱼开始到水面上游动，此时水面上还有碎冰片，如同被鱼负着一般浮在水面。

自秦代以来，中国就一直以立春作为春季的开始，这是从天文上来划分的，而在气候学中，春季是指候（5天为一候）平均气温10℃~22℃的时段。

2.保健要点

万物复苏的春天是宝宝生长发育最快的季节，保健重点自然要放在促进生长发育上。正确的饮食调理对于促进宝宝的健康成长和增强抵抗力尤为重要，其中关键就是要让宝宝在这个温暖干燥的季节里滋阴养肝，同时补骨增髓，这样食疗调整的效果才能非常显著。

从立春节气到清明节气前后是草木生长萌芽期，人体血液也正处于旺盛时期，激素水平也处于相对高峰期，此时易发生过敏性疾病，应注意预防。

此外，按自然界的属性，春属木，与肝相应。肝主疏泄，恶抑郁而喜调达。因此春季应注意调节家人的情绪，使家人保持恬愉的好心态。

※拍手法

【时间段】上午7~11时。

【具体方法】可以听有节奏的音乐，同时让孩子练习拍手。空心掌和实心掌交替拍。1岁以下的孩子拍50下，1~3岁的孩子拍100下，3~6岁

Rayman妈妈温馨提示

体质虚弱、心火肝热的孩子应该早晨5~7时起床，期间配合双手鼓掌50下，带动全身血液加速循环，可快速提高体质。

200下。孩子拍手的力度以把掌边拍红、手发麻为适合，成人以震麻手臂为佳。此方法目的是让气血循环起来，带动肝气游走全身，对孩子的生长发育特别有益。

肝气郁积导致的睡眠问题、长斑点、抑郁和经常生气的父母也可以按照此方法调整身体，每日500下，对心火大的体质尤其有效。

※蹦跳法

【时间段】除晚上睡觉前，其他时间活动均可。

【具体方法】孩子一般都会喜欢蹦床、跳绳等弹跳活动，家长可以引导孩子进行此类游戏，目的在于通过脚底涌泉穴的按摩作用促进孩子新陈代谢，提高其身体素质。

这样长期锻炼出来的孩子心胸开阔、乐观豁达、抗压能力强。

※早睡早起，多活动

《黄帝内经》记载，春季讲究的就是"夜卧早起，广步于庭"，意思是晚上早点休息，白天要经常到外面散步，促进体内血液循环，加快新陈代谢，有利于气血的恢复。

莎士比亚说："人生第一道美餐就是睡眠。"睡眠使身体得到休息，体力得到恢复，对孩子的成长尤其重要。因为生长激素是在夜间睡眠正香时分泌最多。此外，睡眠还能提高机体的免疫功能和生殖功能，改善精神状态，增强记忆力。孩子的入睡时间最好是在20时左右、21时之前。睡眠是最养肝气的，心火肝热、睡眠不安的孩子尤其应该遵守此原则。

Rayman妈妈温馨提示

人的下丘脑有一个生物钟，决定着睡眠时间的长短。一般来说，婴儿每天平均睡16小时，3岁的孩子每天睡12小时，至少也不应少于10小时。

睡的方向相当重要。中医学认为，人体在睡眠过程中应当"立脉""立气"。这个"立"其实是指让体内气脉走向跟大自然气脉相一致，这样血脉才能通畅。根据地域、地形特点，我国的地形是西高东低，顺着山势和水势，气流的走向是由西北方往东南方。因此，我建议睡眠时头向西北方向，脚朝东南方向，这就让人体气脉与大自然一致了，次之的方向是头朝西脚朝东，或者头朝北脚朝南。

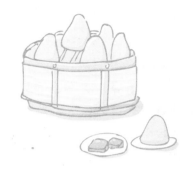

小米粥油 保护肠胃

（出生后即可食用）

材料：小米100克，水适量。

做法：熬制小米粥，粥稍微凉后上面那层油皮就是米粥油。

功效：小米粥油含有大量的B族维生素，可以促进肠胃蠕动，保护和修复肠胃黏膜，增加食欲，对先天脾胃发育不足或因后天饮食结构不合理导致的腹泻、呕吐、出牙不适，抗生素导致的肠胃黏膜损伤等情况的缓解都很有帮助。

Rayman妈妈温馨提示

李时珍称米油是穷人的人参汤，婴儿"食米油，百日则肥白"。孩子有病的时候，特别是使用抗生素的时候，一定要坚持给孩子喝米粥油，保证病后孩子的肠胃是好的。肠胃好，营养吸收得好，身体自然恢复得快。

春季养胃粥 养胃补气

（8个月以上适用）

材料：粳米、花生、小米、红枣、百合、桂圆等各适量。

做法：花生切碎或打成粉；红枣、桂圆去核，切小碎块；百合切碎。将以上食材放入粳米、小米中共同煮粥食用。

食用：每日1～2小碗，作主食食用。坚果过敏的宝宝去掉花生。

Rayman妈妈温馨提示

每个季节的第一个节气是宝宝脾胃功能最旺盛的时候，也是胃气虚的宝宝最好的调整时机，健脾养胃的效果最好，家长们要把握好哦！

功效：升阳壮胆，补胃益气。

24节气饮食趣谈

五行五色中，黄色食物健脾养胃，如果能好好利用黄色食物，往往能达到事半功倍的效果。黄金粥就是用小米、玉米、南瓜、大枣来煮粥。小米是适合老人、病人、产妇的滋补品，可见它最补虚；玉米调和脾胃；南瓜补中益气；大枣补血养气，调和五脏。这几样除了大枣其余都是黄色，各有补益的特点，而且都针对脾胃，做成粥食又是脾胃最喜欢的方式。没有一样是药，但配合到一起就是最好的脾胃滋补品。

干贝蒸蛋 补钙强骨

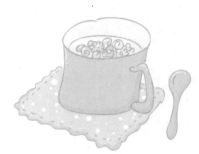

（10个月以上适用）

材料：鸡蛋2个，鱼汤300毫升，生干贝6颗。

做法：

- 取一蒸碗，将鸡蛋打入鱼汤内，搅拌均匀再倒入滤网中，仔细过滤后备用。
- 将干贝汆烫至熟后切碎片备用。
- 将切好后的干贝片加入过滤后的鸡蛋液中搅拌至匀。
- 取一蒸锅，放入水烧开，然后放入蒸碗，盖上锅盖，以大火蒸约2分钟，再转中火续蒸约12分钟至熟即可。

食用：海鲜过敏体质谨慎食用。

功效：干贝具有滋阴补肾、和胃调中功能，能治疗头晕目眩、咽干口渴、虚痨咳血、脾胃虚弱等症，与养心安神、补血益气的鸡蛋搭配相得益彰。

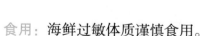

Rayman妈妈温馨提示

干贝可以替换为虾皮、虾仁等，咳嗽的宝宝可以放入2枚银杏。要想加大补益效果，可用鹌鹑蛋或鸽蛋替换鸡蛋。尤其是鸽蛋，对先天不足的宝宝效果尤其出色。

酸奶全麦餐 促进生长

（1岁以上适用）

材料：酸奶50毫升～200毫升（或乳酪1～2块），全麦面包1片（过敏体质不适合），蔬菜、水果各适量。

做法：酸奶最好自制（牛奶+酸奶发酵粉发酵即可），建议选择全麦含量50%的粗粮面包，高于这个含量会影响钙质的吸收。以果酸含量低的蔬菜、水果为佳。

食用：上午7～9时作为早餐添加，或单独以酸奶、乳酪作为餐点添加。

功效：对于想让宝宝长高的家长来说是不错的选择！建议尽量自己做酸奶，以预防孩子过量摄入防腐剂和添加剂，影响发育。

Rayman妈妈温馨提示

最经典的西式日常促生长食谱，营养均衡全面，变化多样，家长可以任意发挥，例如全麦面包夹乳酪、生菜，配番茄、胡萝卜汁，牛奶麦片+西蓝花拌肝泥等，建议每日7～9时作为早餐搭配食用，坚持一个春季会有惊喜哦！

红菜汤 气血循环

（1岁以上适用）

材料：牛肉250克，小白菜100克，洋葱50克，紫菜头200克，胡萝卜100克，番茄酱75克，番茄100克，黄油50克，白糖25克，香叶、大蒜末、迷迭香、酸奶油、精盐、胡椒粉适量。

做法：

- 牛肉洗净切块，胡萝卜、紫菜头、洋葱、番茄切块，小白菜洗净切段。
- 牛肉块入冷水锅，置旺火上烧沸，撇尽浮沫，改小火，保持微沸状态，直至牛肉熟软。
- 炒锅烧热下黄油，放入洋葱块和一半大蒜末煸炒至变色，放入煮熟的牛肉翻炒均匀。

• 加入紫菜头、胡萝卜块、牛肉汤略煮，下番茄酱、香叶、迷迭香炒透，至呈红色时加入清水250毫升，烧开后改小火焖煮至菜熟。

• 用白糖、精盐、胡椒粉调味，放入番茄块，加入小白菜、大蒜末，最后放酸奶油。

食用：配全麦面包、无盐或微盐黄油，每日食用200毫升即可。

功效：洋葱属辛发食物，能够提升初春的阳气；胡萝卜与脂肪配伍，能够促进钙的沉积。这种蔬菜与牛肉、麦类搭配，营养更全面，是春季饮食的经典搭配。

鸡腿益气汤 补气、抗过敏

（2岁以上虚寒体质适用）

材料：龙眼干100克，黄芪60克，桂枝、白芍各30克，炙甘草15克，去核红枣5个，姜3片，鸡腿2个，盐适量。

做法：

• 龙眼干、黄芪、桂枝、白芍、炙甘草清洗干净后浸泡20分钟，入砂锅，加入1000毫升水；煮开后小火熬40分钟，过滤，取汤汁备用。

• 鸡腿洗净、切块，焯水后放入砂锅内，倒入过滤后的汤汁，加入去核红枣、姜、盐及适量水（淹没鸡腿），炖熟即可。

功效：可改善肺虚引起的鼻子过敏。

二、雨水：冰雪融化桃花开

好雨知时节，当春乃发生。

随风潜入夜，润物细无声。

—— （唐）杜甫《春夜喜雨》

1.节气特点

每年的2月19日前后，太阳黄经达330°时进入雨水节气。雨水和谷雨、小雪、大雪一样，都是反映降水现象的节气。此时，气温回升，冰雪融化，降水增多，故取名为雨水。

雨水不仅表明降雨的开始及雨量增多，而且表示气温的升高。雨水前，天气相对来说比较寒冷；雨水后，人们则明显感到春回大地、春暖花开和春满人间。在24节气的起源地黄河流域，雨水之前天气寒冷，雨水之后气温一般可升至0 ℃以上，雪渐少而雨渐多；而在我国南方大部分地区这段时间候平均气温多在10℃以上，桃李含苞，樱桃花开，已进入气候上的春天。

2.保健要点

初春阳气渐生，气候日趋暖和，人们逐渐去棉穿单。但此时北方阴寒未尽，气温变化大，虽然雨水之季不像寒冬腊月那样冷冽，但由于人体皮肤腠理已变得相对疏松，对风寒之邪的抵抗力会有所减弱，因而易感邪而致病。特别是早晚温度和中午的温度相差很大，"百草回生，百病易发"的季节最易寒气入侵。所以，此时注意"春捂"是有一定道理的。孩子的衣物一定要注意加减，不要着急因为中午短暂的升温而大量减少衣物。受凉后可以给孩子用艾叶水洗澡、海盐包热敷。

雨水时节还要预防"倒春寒"。这是因为初春的降雨会引起气温的骤然下降，这尤其对老年人和孩子的身体健康威胁较大，特别是温度骤然下降的时候，老年人的血压会明显升高，容易诱发心脏病、心肌梗塞等；孩子则容易因气温的改变而引起呼吸系统疾病，导致感冒和发热。所以这里还要再次提醒大家，春季要注意保暖，不要过早减少衣物。

中医认为肝主生发，故春季肝气旺盛；肝木易克脾土，故春季养生不当容易损伤脾脏，从而导致脾胃功能下降。在雨水节气之后，随着降雨有所增多，寒湿之邪最易困着脾脏。同时湿邪留恋，难以去除，故雨水前后应当着重养护脾脏。

春季养脾的重点首先在于调畅肝脏，保持肝气调和顺畅。在饮食上要保持均衡，食物中的蛋白质、碳水化合物、脂肪、维生素、矿物质等要保持相应的比例。同时还要保持五味不偏，尽量少吃辛辣食物，多吃新鲜蔬菜等。另外，要注意健脾利湿，内以养护脾气，外以清利湿邪，从而达到养脾的目的。

平时可多吃些诸如鲫鱼、胡萝卜、山药、小米、蜂蜜（1岁以下宝宝不宜食用，1岁以上建议食用儿童专用蜂蜜）、大枣、银耳等食物，以达到健脾的目的。同时少食生冷之物，以顾护脾胃阳气。

鸡蛋黄米粥 补充氨基酸

（6个月以上适用）

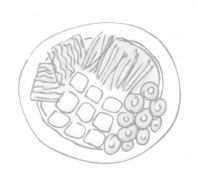

材料：鸡蛋1个，大米适量。

做法：鸡蛋洗净后放入砂锅内煮熟，去除蛋白，留下蛋黄，用匙子研成细末。

食用：加进已煮好的米粥中拌匀食用。

功效：可提供多种必需氨基酸。

Rayman妈妈温馨提示

蛋黄中含卵黄蛋白、卵磷脂、铁、硫、磷等，大米中富含多种生长期必备的氨基酸，是小宝宝的经典基础食谱哦。

三黑粉 补骨添髓

（8个月以上适用）

材料：黑豆20克，黑米20克，黑芝麻10克。

做法：原料烘焙熟后研磨成细粉用罐子装好，食用时用沸腾的水冲泡5分钟即可。

Rayman妈妈温馨提示

孙思邈说："黑豆少食，多食损脾。"所以家长切不可急功近利，罗马不是一天建成的，体质也不是一天能改善过来，细水长流方能见效。

食用：每日1～2汤勺即可。

功效：补骨添髓，增强免疫力，可用于过敏体质缓解期。三黑为五谷杂粮中偏温补的配方，有内热（大便先干后湿或者完全干、咽喉红肿、眼屎增多、脾气急躁）的宝宝建议与无糖纯藕粉搭配着吃，以中和其热性，并不损其他功能。

海带根水 排毒养血

（8个月以上适用）

材料：海带根（最硬的部分）200克，水500毫升，红糖适量，生姜3片。

做法：将海带根加水煮开后再煮约10～20分钟，可以加点红糖。如果咳嗽可以加点生姜，预防效果不错哦！

食用：只喝汤即可。

功效：春季预防过敏，表毒，预防回心（毒素发不出来聚集体内）。回心后孩子哭、闹，容易生病。同时，海带根对支气管炎、咳嗽、气喘的宝宝非常有裨益，适合长期食用。

Rayman妈妈温馨提示

海带根性寒，春季饮食过于寒凉会影响阳气生发，所以需要配合红糖、生姜，以和缓海带根的寒性。红糖补血养肝，生姜促进新陈代谢，是一道很好的春季排毒食谱。绿豆甘草（生）、海带根水也是帮助宝宝排铅的食疗菜谱。

虾皮鸡蛋西葫芦饼 补充钙质

（10个月以上适用）

材料：面粉100克，西葫芦100克，鸡蛋1个，虾皮、五香粉、胡椒粉、椒盐、橄榄油各适量。

做法：

●西葫芦擦细丝，然后将其与面粉、虾皮、鸡蛋一起放入容器内。

●加入适量水，用手动打蛋器搅匀至没有面粉颗粒；调入适量五香粉、胡椒粉、椒盐搅匀。

●锅热，加少许橄榄油，舀适量面糊加入锅中摊平，煎至表面凝固，翻面后再煎一会儿即可。

食用：家长可根据宝宝的发育情况来确定饼的软硬度（水放的多少）。宝宝1岁以后再放盐、五香粉、胡椒粉等调味品。

功效：补钙，促发育。

腐皮银芽卷 化痰通窍

（1岁以上适用）

材料：腐皮3大张，胡萝卜1个，绿豆芽450克，韭菜100克，黑白芝麻少许，芝麻酱、儿童酱油、白糖各一大勺，芝麻油2小勺，白醋1小勺，盐1/2小勺。

做法：

●胡萝卜擦细丝，韭菜切细丝；芝麻酱、儿童酱油、白糖、芝麻油、白醋、盐调和成酱汁备用。

●锅中加水烧开，加入绿豆芽、胡萝卜丝以及1/2小勺盐，煮5～7分钟后捞起冲冷水，将水倒掉，用手将水分压干。

●腐皮摊开，分别包上胡萝卜丝、绿豆芽、韭菜丝（顺丝排列、勿相交杂），包紧后用面糊黏合，防止松开，再放入油锅稍微炸至酥。

●切段排盘，淋上酱油，撒上黑白芝麻即可食用。

食用：虚寒体质不宜食用。

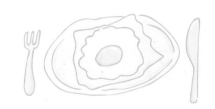

Rayman妈妈温馨提示

虾皮可是"钙帮"老大哦，加上丰富的蛋白质、促进钙沉积的油脂以及各种维生素，就组成了这道对宝宝发育十分有益的经典辅食。

Rayman妈妈温馨提示

在可食用应季蔬菜比较少的初春，自发的绿豆芽可以清热解毒，化痰通窍；胡萝卜加芝麻可以提高咽喉黏膜免疫力，是一道适合春季虚火上升、过敏性鼻炎、热咳以及中耳炎后期食用的调理食谱。春季的香椿、蒜苗、豆苗、莴笋均有食疗效果。

功效：清热解毒，化痰通窍，提高咽喉黏膜免疫力。

24节气饮食趣谈

六朝的时候，有位太子的老师叫做周颙（yóng），一年四季只吃蔬菜。有一天，太子问他："老师，您吃了这么多的蔬菜，哪种菜的味道最好啊？"周颙答道："春天刚刚长起来的韭菜，秋天快结束的白菜帮子最好吃。"

为什么这么说呢？因为春天刚长出来的韭菜，吃起来味道鲜美脆嫩、清香馥郁；而晚秋的大白菜，越是经得起霜冻的品种就越是甜脆可口。

山药牛肉汤 强壮骨骼

（3岁以上适用）

材料：牛腩150克，山药100克，芡实、莲子、黄芪、茯苓各2钱，西洋参1钱，枸杞适量，盐少许。

Rayman妈妈温馨提示

单独的四神汤可以给1岁以上的宝宝食用，可健脾开胃、补益胃气，适合各种体质。但感冒期间不宜饮用。

做法：

● 用砂锅将黄芪、茯苓、西洋参加水煮开，转小火熬30分钟，过滤，取汤汁备用；芡实、莲子以水泡软，备用。

● 牛腩清洗、焯水、切小块，加入芡实、莲子以及上述药汤，放入砂锅炖至肉烂后加山药、枸杞煮10分钟，加盐调味即可。

功效：这一促进骨骼生长的药膳是由四神汤（山药、茯苓、莲子、芡实）加减而来。四神汤具有健脾开胃、帮助消化吸收的功效，加入西洋参和黄芪能健脾益气，加强效果。另外，枸杞和山药有补肾的作用。中医讲究肾主骨，对骨骼发育和骨密度低的宝宝很有帮助。

三、惊蛰：草木萌动鸿雁来

微雨众卉新，一雷惊蛰始。

田家几日闲，耕种从此起。

——（唐）韦应物《观田家》

1.节气特点

惊蛰是24节气中的第三个节气。每年3月5日或6日、太阳到达黄经345°时为惊蛰。惊蛰的意思是天气回暖，春雷始鸣，惊醒蛰伏于地下冬眠的昆虫。蛰是藏的意思。

我国古代将惊蛰分为三候：一候桃始华；二候仓庚（黄鹂）鸣；三候鹰化为鸠。按照一般气候规律，惊蛰前后我国大部天气已开始转暖，雨水渐多，开始进入桃花红、梨花白、黄莺鸣叫、燕飞来的时节。

2.保健要点

从惊蛰开始进入仲春，万物的阳气向上冲得非常厉害，尤其是稚阴稚阳的婴幼儿，很容易上火。这个时候，家长一定要注意去燥清火。

惊蛰节气要注意冷暖变化，预防感冒等季节性疾病的流行。

惊蛰的时候百虫复苏，多使用补肾温阳的食物比较合适，例如黑豆、黑米、黑麦等，可以让宝宝的身体随着天地之气慢慢苏醒过来。春分寒热交杂，辅食的搭配就要寒热食物参半食用了。

3.营养美食

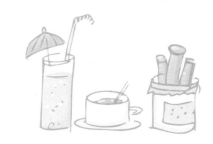

酸枣仁水 益心安神

（4个月以上适用）

材料：酸枣仁15克，茯苓12克。

Rayman妈妈温馨提示

以上两种食材药店有售，最好自己买回家煮最好，不要买超市里现成的。如果买，最好选择不添加任何人工添加剂的。容易受惊的孩子平时也可以吃点茯苓夹饼。

做法：将酸枣仁、茯苓用水煮10分钟（瓷锅），饭后温服。

功效：酸枣仁性平，味甘酸，能补血养肝，益心安神，敛汗（盗汗的孩子可用）；茯苓性平，甘淡无味，能宁心安神。

黄豆白菜水 补中健脾

（8个月以上适用）

材料：黄豆50颗，白菜心1棵。

做法：白菜心切丝，黄豆浸泡半小时后煮烂，煮得差不多的时候用勺子把豆子压烂，再加白菜心继续熬煮，收成浓汤即可。

Rayman妈妈温馨提示

黄豆白菜水提高免疫力效果不错，同时对干咳有食疗效果，尤其是夜晚11点到凌晨3点之间的咳嗽。

食用：1日3次。

功效：补中气，健脾胃。

山楂糕 健脾开胃

（8个月以上适用）

材料：山楂100克，冰糖50克，琼脂10克。

做法：

- 将新鲜的山楂洗净，去果核、果柄；琼脂剪成小段，用温水泡软。
- 将山楂、琼脂和冷水放入锅中，大火煮至山楂熟烂、琼脂溶化。
- 将山楂捣成果泥，加入冰糖，小火慢煮半小时左右。
- 倒入模具或容器中放凉，待山楂糕完全凝固后即可食用。

功效：健脾开胃，同时具有排出重金属的作用，尤其适合排铅的食疗。

Rayman妈温馨提示

山楂中富含维生素C，每100克山楂可以满足1～3岁宝宝一日全部维生素C的需求。维生素C与铅结合形成溶解度低的铅盐，可以减少铅的吸收，还可以作为强抗氧化剂保护解毒酶，促进铅的排出；山楂中钙、铁、锌含量很高，可竞争性地抑制铅的吸收；山楂中的膳食纤维和果胶也有助于铅的排出，同时具有健脾开胃的作用。

猪骨菠菜 养血补钙

（8个月以上适用）

材料：新鲜猪脊骨250克～500克，菠菜150克～200克。

菠菜一定要用水焯过，去掉草酸以后再给宝宝食用，否则草酸与骨骼中的钙质结合，不利吸收，且容易形成结石。同时可以用菠菜拌芝麻酱、五仁粉等，与含钙质丰富的食物同食，效果比单独吃好。

做法：用清水洗净猪脊骨，砍碎，放入砂锅内；加适量清水，先用旺火、后用文火煮2小时；然后将洗净的菠菜焯过后放入汤中，待熟加入调味料调味即可。

食用：饮汤，吃菠菜。

功效：养血补钙。

枸杞海带饭 养肝明目

（1岁以上适用）

材料：枸杞、干海带、胡萝卜各20克，大米100克，橄榄油1小勺。

做法：干海带用水泡软，切小片；胡萝卜去皮，切小块备用；与枸杞、洗净的大米、橄榄油放入电饭锅内蒸熟即可。

枸杞和胡萝卜都具有丰富的胡萝卜素，与油脂结合生成维生素A，对视力保健和黏膜免疫以及钙的吸收利用都非常有好处；海带性味咸寒，具有清热软坚的功效，能抑制春季眼睛过敏的炎症，并放松眼部肌肉，对孩子很有帮助。

食用：1岁以下可以煮粥，根据宝宝肠胃功能可以变化为粥、汤、饭。

功效：养肝明目，舒缓眼部肌肉。

茵陈粥 健脾利胆

（2岁以上适用）

材料：茵陈60克，粳米100克，冰糖适量。

做法：将茵陈洗净煎汁，去渣，入粳米，加水适量煮粥，欲熟时放入适量冰糖。

食用：每日早餐当粥食用。

功效：茵陈具有清热利湿的功效，与健脾胃的粳米同煮粥，具有健脾利胆的作用。如肝血不足，可加入红枣；或加入有清热消炎作用的应季新鲜蒲公英均可。

Rayman妈妈温馨提示

"三月茵陈四月蒿，五月劈了当柴烧"。草木萌动的三月，新鲜的茵陈食疗效果最好，其他月份的不吃也罢。

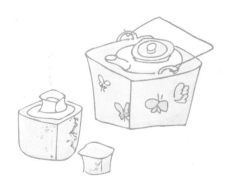

四、春分：芽茶播种燕飞舞

春分雨脚落声微，柳岸斜风带客归。

时令北方偏向晚，可知早有绿腰肥。

——（唐）苏醒《春分七绝》

1.节气特点

　　春分（大约在每年的3月20日或3月21日），古时又称为"日中""日夜分""仲春之月"。春分的意义，一是指一天时间白天黑夜平分，各为12小时；二是古时以立春至立夏为春季，春分正当春季3个月之中，平分了春季。中国古代将春分分为三候：一候元鸟至；二候雷乃发声；三候始电。便是说春分日后，燕子便从南方飞来了，下雨时天空便要打雷并发出闪电。

　　春分是个比较重要的节气，它不仅有天文学上的意义：南北半球昼夜平分，其后阳光直射位置逐渐北移，北半球开始昼长夜短；而且在气候上也有比较明显的特征。春分时节，我国除青藏高原、东北、西北和华北北部地区外，各地日平均气温均稳定升达0℃以上，尤其是华北地区和黄淮平原，日平均气温几乎与沿江江南地区同时升达10℃，杨柳青青，莺飞草长，小麦拔节，油菜花香，而华南地区更是一派暮春景象。这时江南的降水迅速增多，进入春季桃花汛期；但在"春雨贵如油"的东北、华北和西北地区降水依然很少。

由于春分节气平分了昼夜、寒暑，人们在保健养生时应注意保持人体的阴阳平衡状态。现代医学研究证明：人的生命在活动过程中，由于新陈代谢的不协调，可导致体内某些元素的不平衡状态的出现，即有些元素的积累超量，有些元素的含量不足，致使早衰和疾病的发生。而一些非感染性疾病都与人体元素平衡失调有关，如当前在世界上危害人类健康最大的心血管病和癌症的产生，都与体内物质交换平衡失调密切相关，究其原因，无一不是阴阳失调之故。

膳食总的原则要禁忌大热、大寒的饮食，保持寒热均衡。这段时期也不宜饮用过于肥腻的汤品。此节气的饮食应当根据宝宝的实际情况，辅食的搭配仍然要注意寒热食物参半食用，禁忌偏热、偏寒、偏升、偏降的饮食误区。如在烹调鱼、虾、蟹等寒性食物时，其原则必佐以葱、姜、酒、醋类温性调料，以防止本菜肴性寒偏凉，食后有损脾胃而引起脘腹不舒之弊；又如在食用韭菜、大蒜、木瓜等助阳类菜肴时常配以蛋类滋阴之品，以达到阴阳互补之目的。

3.营养美食

清蒸黄花鱼 明目安神

（8个月以上适用）

材料：黄花鱼1条，葱、姜、料酒、盐各适量。

做法：将葱、姜切丝，黄花鱼洗净起五脏，撒上料酒、盐（1岁以下的

Rayman妈妈温馨提示

崔禹锡《食经》中记载："石首鱼主下利，明目，安心神。"石首鱼即黄花鱼，黄花鱼鲜嫩刺少，非常适合没有牙齿的小宝宝食用。

宝宝不放盐），鱼腹中放入葱丝、姜丝，上笼蒸8分钟即可。

功效：明目安神，补钙健体。

牛骨髓粥 补髓增智

（8个月以上适用）

材料：牛骨髓150克，粳米（大米也可以）150克，黑木耳、蘑菇、炒芝麻少许，精盐2克，菜油1小勺底，白糖适量。青菜、火腿、胡萝卜也可以准备一些，颜色鲜艳宝宝更爱吃。

做法：

● 将牛骨髓切碎，放入炒锅内，用小火熬油；另取碗放入适量清水，把骨髓油倒入，待凝固后挖出，翻过面，刮去下边的杂质。

● 黑木耳凉水发好，蘑菇洗净，切丝备用。

● 取锅放入清水、粳米，熬煮至粥成，加入牛骨髓油、白糖、黑木耳丝、蘑菇丝，等粥滚开时撒入炒芝麻和盐即可。

功效：补髓增智，益气养血，健脾理胃。

荠菜馄饨 补充维生素

（10个月以上适用）

材料：猪肉末，荠菜，蘑菇，香菇，冬笋，豆腐干，鸡蛋1个，馄饨皮、姜末少许，植物油适量。

做法：

● 荠菜入沸水焯烫半分钟，捞出过凉水后挤干水分，切成末；蘑菇、香菇、豆腐干和冬笋全部剁细备用。

●在猪肉末中放入适量植物油，与菜末、姜末、鸡蛋液搅拌均匀，包在馄饨皮里。

●用肉汤煮馄饨，出锅前撒海苔末即可。

功效："三月三，荠菜赛金丹"，清明节前后，荠菜茎叶鲜嫩，是宜吃的时令蔬菜。荠菜又名鸡心菜、香荠、扩生草等，性凉，味甘淡，气清香，无毒性。荠菜含有丰富的氨基酸、蛋白质以及多种维生素、钙、磷、铁、锰等多种有益成分，又有良好

治病功效，尤其对鼻子爱出血、目赤肿痛、小便赤黄的宝宝有很好的食疗作用。

红衣茱萸粥 补益肝肾

（10个月以上贫血宝宝适用）

材料：花生衣20克，山茱萸（红枣皮）6个，粳米100克，红糖适量，鸡蛋1个。

做法：花生衣、山茱萸放入纱布袋内，小火煎煮20分钟，取汤汁备用；与粳米一同煮至软烂，打入鸡蛋，加红糖适量调匀即可食用。

功效：补益肝肾。

鸡肝蛋皮粥 补益肝血

（1岁以上适用）

材料：新鲜鸡肝50克，新鲜鸡蛋1个，大米100克，香油少许，调味料适量。

做法：

● 先用清水洗净大米，放入砂锅内，加适量清水煮粥，以大米开花为度。

● 将鸡肝洗净、剁泥，用香油适量炒热，备用。

● 鸡蛋去壳打匀，放锅内，加少许香油制成蛋皮。

● 蛋皮切碎，与热鸡肝一起放进粥内，煮至粥稠。

● 待温，加调味料调味食用。

食用：每日2～3次。

功效：补益肝血。

Rayman妈妈温馨提示

对肝血虚弱引起的身高发育不理想的宝宝有非常好的调养效果。这样体质的宝宝可多食枣、海苔、芝麻、鸡肝等食物。

韭菜鸡蛋饺子 提升阳气

（1岁以上适用）

材料：韭菜200克，虾仁120克，肥肉丁40克，太白粉2小匙，盐1/2小匙，饺子粉120克，麻油1小匙，猪油2小匙，调味料适量。

做法：

● 将韭菜洗净切末，炒熟备用；虾仁洗净去除泥线后，加入太白粉、盐、麻油、猪油，拌打至有黏性，再加入调味料拌匀；最后将肥肉丁、韭菜末放入，搅拌均匀。

● 将饺子粉和成面团，将面团切分开，再用擀面杖擀成圆片状，中间包入馅料，用手捏成饺子状。

●锅中放水，煮开后放入饺子，水再开点凉水，水开3次后捞出饺子即可。

功效："春食香，夏食臭"，春天气候冷暖不一，就需要养阳气，而韭菜性温，最宜人体阳气。祖国医学又认为春天人体肝气易偏旺，而影响到脾胃的消化吸收功能，而韭菜可增强人体脾胃之气。从这个角度来说，在春天吃韭菜最为适宜。但韭菜不易消化，一次不要吃得过多。

Rayman妈妈温馨提示

带馅面食一般都味道鲜美，容易消化，并能将所需要的各种营养素基本摄入。很多家长还会在馅料上更为用心，用各种鲜肉、蛋、鱼、虾和时令新鲜蔬菜做馅，对于摄入营养的多样性和丰富性更是锦上添花，是对付挑食、厌食宝宝的首选"利器"。

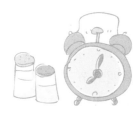

五、清明：细雨纷飞柳飘絮

清明时节雨纷纷，路上行人欲断魂。

借问酒家何处有？牧童遥指杏花村。

——（唐）杜牧《清明》

1.节气特点

每年的4月4日至6日、视太阳到达黄经15°时为清明节气。按《岁时百问》的说法：万物生长此时，皆清洁而明净，故谓之清明。清明一到，气温升高，正是春耕春种的大好时节，故有"清明前后，种瓜点豆"之说。"清明时节雨纷纷"是唐代著名诗人杜牧对江南春雨的写照，但是就一些地区而言，情况并非如此，特别是华南西部常处于春旱时段。

2.保健要点

清明时节已进入季春，温度上升快，容易引起孩子体内郁热而升肝火，可适当搭配清热润肺、养肝柔肝的食物，例如百合、藕粉、莲子等。

春季，肝木旺盛，脾衰弱，清明的最后3天及谷雨前后15天，脾处于旺盛时期。脾的旺盛会使胃强健起来，从而使消化功能处于旺盛的状态。消化功能旺盛有利于营养的吸收，因此这时正是补身的大好时机。但是补要适当，不宜过，此时进补不能像冬天那样，应适当食用一些有补血益气功效的食物。这样不仅可以提高体质，还可为安度盛夏打下基础。

3.营养美食

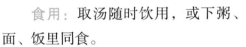

鹌鹑去湿汤 补益强壮

（8个月以上适用）

材料：鹌鹑1～2只，薏米、百合各20克，姜3片，枸杞4～6粒。

做法：将鹌鹑、薏米、百合、枸杞一同放入砂锅中，加清水适量煲1个半小时即可。姜出锅前5分钟放入。

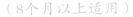

Rayman妈妈温馨提示

8～12个月的宝宝可喝汤，1岁以上可食少量肉糜。对夜睡不宁、脾气暴躁、爆发力够但耐力不够、大便黏在便池上不容易清洗的宝宝尤其适用。

食用：取汤随时饮用，或下粥、面、饭里同食。

功效：鹌鹑春季煮汤食用可增气力、壮筋骨，与薏米、百合、枸杞搭配，可以在补益强壮的同时清热祛湿，润肺化痰，有很好的食疗效果。

小白菜香菇粥 增强免疫力

（8个月以上适用）

材料：小米50克，香菇（鲜）50克（肉质薄薄的比较好），小白菜、火腿丁各适量，盐少许。

做法：将小米和香菇放入锅内，只放水和一点点盐（1岁以下不放盐）一起煮，煮开后用小火炖15分钟，出锅前3分钟放入小白菜和火腿丁。

食用：趁热喝汤、吃香菇。

功效：提高免疫力，修复黏膜。

艾草煮鸡蛋 通气血、祛寒湿

（可食全蛋的宝宝适用）

材料：鲜艾叶20克（端午节期间街市生草药铺有售，如找不到鲜货可用干品代替，重量减至10克左右），鸡蛋2个，红糖25克。

做法：

●将艾叶洗净，放入锅内，加水1000毫升，置武火烧沸，再用文火煮25分钟，停火，过滤，收取药液，备用。

●红糖切成屑；鸡蛋煮熟、去皮。

●将熟鸡蛋放入锅内，加入艾叶药液和红糖，置武火烧沸，再用文火煮8分钟即可。

功效：通气血，祛寒湿，还有防治感冒的效果。

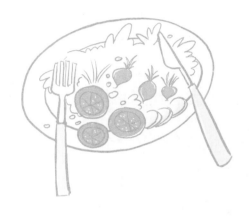

桑葚枸杞膏 补肝益肾

（1岁以上适用）

材料：桑葚10克，枸杞3克，大枣30克，冰糖适量。

做法：将桑葚、枸杞、大枣同煮10分钟后放冰糖，融化成膏。

食用：睡觉前服用，吃时冲水或拌粥都可。1～3岁每日食用10克，3岁以上每日食用10克～20克。

功效：桑葚性味甘寒，具有补肝、益肾、熄风、滋液的功效。

Rayman妈妈温馨提示

体质虚泄的孩子不可食用，正常孩子也不可多吃，容易导致腹泻；枸杞子是一味药食兼用之品，安神的同时可提高免疫力，但也不可多食；红枣可安神，同时补铁、锌。国外有资料证明睡眠不安和锌缺乏有关系。

绿豆马齿苋汤 清热解毒

（1岁以上适用）

材料：绿豆50克，马齿苋200克，蒜仁2个，瘦肉丁30克，橄榄油、精盐各适量。

Rayman妈妈温馨提示

家长还可做马齿苋包子、马齿苋荠菜粥、马齿苋炒鸡蛋、马齿苋芡实瘦肉汤等。

做法：先把绿豆洗净放入煲内煮约15分钟，再放入马齿苋、瘦肉丁、蒜仁煮1～2小时至瘦肉软熟，放入橄榄油、精盐调味即成。

功效：清热解毒。

黄芪猪肝汤 补血添髓

（2岁以上适用）

材料：黄芪10克，枸杞5～8粒，新鲜猪肝50克，新鲜猪腿骨250克，调味料适量。

做法：

● 先将猪肝用清水洗净，切成片。

● 猪腿骨用清水洗净、打碎，与黄芪、枸杞子一起放进砂锅内，加适量清水；先用旺火煮沸后改为文火煮1小时，再滤去骨渣和药渣。

● 将猪肝片放进已煮好的猪骨汤内煮熟，加进调味料调味。

食用：待温时吃猪肝、喝汤。

功效：补血添髓。

Rayman妈妈温馨提示

针对先天肾气不足引起身高发育不理想的宝宝，同时配合三黑粉、骨髓粥等补肾添髓，效果会更加显著。

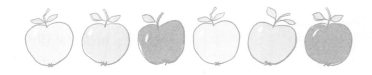

六、谷雨：雨生百谷春盎然

浮云富贵客心寒，故里空怀紫牡丹。

谷雨毋须添国色，江南上巳杜鹃看。

———（现代）吴藕汀《谷雨诗画》

1.节气特点

每年4月19日至21日视太阳到达黄经30°时为谷雨。谷雨源自古人"雨生百谷"之说。谷雨是春季最后一个节气，谷雨节气的到来意味着寒潮天气基本结束，气温回升加快，降雨量增多，谷类作物能茁壮成长。

谷雨时节的南方地区，"杨花落尽子规啼"，柳絮飞落，杜鹃夜啼，牡丹吐蕊，樱桃红熟，自然景物告示人们：时至暮春了。这时，南方的气温升高较快，一般4月下旬平均气温，除了华南北部和西部部分地区外，已达20℃～22℃，比中旬增高2℃以上。华南东部常会有一两天出现30℃以上的高温，使人开始有炎热之感。

2.保健要点

由于天气转温，人们的室外活动增加，北方地区的桃花、杏花等开放，杨絮、柳絮四处飞扬，过敏体质的宝宝应注意防止花粉症及过敏性鼻炎、过敏性哮喘等。

谷雨前后在饮食上应减少高蛋白质、高热量食物的摄入，适宜食用一些能够缓解精神压力和调节情绪的食物，如小麦胚粉、标准面粉、荞麦粉、莜麦面、小米、大麦、黄豆及其他豆类、黑芝麻、瘦肉等含B族维生素较多的食物。另外，多食用碱性食物有助于缓解急躁情绪，例如贝、虾、蟹、鱼、海带等有助于改善情绪。

谷雨代表着滋润万物的春雨绵绵不断，这种天气会带给宝宝不适和黏腻的感觉，并在身体内形成湿气，所以适合吃辛甘（枣、蜂蜜）来发表健脾。

3.营养美食

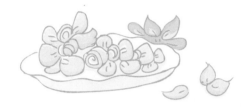

市耳红枣酱 养肝补血

（8个月以上适用）

材料：黑木耳（水发）25克，红枣（干）10克，红糖5克。

做法：将水发黑木耳择洗干净；红枣洗净，剔除枣核；锅内放清水煮开后加入红枣和木耳，再改用小火煮至酥软，然后加入红糖调味即可。

功效：养肝补血，促进生长。

Rayman妈妈温馨提示

木耳阴凉，红枣温热，这样的食物凉热调和原则适合正常体质的宝宝。

四豆饮组方 防治手足口

（8个月以上适用）

材料：黄豆20颗，黑豆、绿豆、白饭豆（白芸豆）各15颗。

做法：4种豆子都是生用，可以先泡，再多放水煎到软烂，取浓汤温服。

食用：只要发热，不论疹点已出、未出，均适用。随煎随服，不可放凉或隔夜服。

功效：黄豆、黑豆养中养木，兼降胆经，补津液；绿豆养中养木，兼清肺热；白饭豆养中养木利水，是一道春季预防和辅助手足口病治疗的常用调理食谱。白饭豆是利水的，尿量多的宝宝不用加白饭豆；如果服四豆饮后尿量增多，也要去掉白饭豆。

Rayman妈妈温馨提示

蛤蜊豆腐汤 补锌滋阴

（10个月以上适用）

材料：新鲜带壳蛤蜊200克，豆腐200克，生姜2～3片，调味料适量。

制法：豆腐切片，生姜切丝，备用；将蛤蜊肉用清水洗净，放入砂锅内，加入豆腐片、生姜丝少许，加适量清水用中火煨成浓汤，加入少量调味料即可。

食用：待温饮汤、吃肉。

功效：补钙、锌。

Rayman妈妈温馨提示

鲈鱼豆腐汤 益血补虚

（1岁以上适用）

材料：鲈鱼1条，豆腐200克，胡萝卜100克，香菇1朵，小油菜、盐、葱段、姜片、料酒、胡椒粉、油各适量。

Rayman妈妈温馨提示

鲈鱼肉基本都是蒜瓣肉，无小刺，非常适合小宝宝食用。与枸杞、百合、淮山、黄芪、参须、大枣等搭配都有相应的补益作用，家长可根据宝宝体质相应添加食材。

做法：

● 鲈鱼去鳞、内脏、鱼鳍后洗净，切下鱼头，片成鱼片，鱼头、鱼骨留下备用。

● 鱼片用料酒、胡椒粉和适量的盐抓匀，腌制15分钟。

● 锅中加少许油，烧热后放入鱼头和鱼骨，煎至两面微黄。

● 倒入适量开水，放入葱段和姜片，大火烧开后转中小火炖煮。

● 炖鱼汤的同时处理一下配菜。豆腐切块，香菇和小油菜切碎，胡萝卜擦成细丝。

● 炖煮10分钟左右至鱼汤发白，放入豆腐、胡萝卜和香菇，加适量盐，继续炖煮10分钟至配菜熟透。

● 放入鱼片和油菜碎，待鱼片烫熟即可关火。

功效：益血补虚，补充蛋白质，增强体力。

茯苓陈皮猪骨汤 滋补脏腑

（1岁以上适用）

材料：土茯苓、陈皮、猪脊骨、生姜、调味料适量。

做法：

● 将陈皮稍微浸润，将土茯苓洗干净、切块。

●猪脊骨洗净，切块备用；在锅内加入水，将猪脊骨煮沸去掉血水、冲净。

●锅内加入适量的水，将食材全部放入，煮沸后改用文火煲2小时，调味即可。

功效：滋补脏腑。

坚果菠菜碎 补钙、促生长

（1岁以上适用）

材料：菠菜、腰果、核桃、松子、花生、杏仁、枸杞、熟玉米粒、胡萝卜各适量，蒜末、香油、盐、白糖、醋少许。

做法：

●菠菜入沸水焯3分钟，冲凉水，挤干水分，切段备用。

●腰果、核桃、松子、花生、杏仁碎成粉末或小颗粒，枸杞、熟玉米粒、胡萝卜切小颗粒备用。

●将上述材料与蒜末、香油、盐、白糖、醋调成的汁搅拌均匀后即可。

功效：补钙，促生长。

七、立夏：桑枣灌溉遍地谷

槐柳阴初密，帘栊暑尚微。

日斜汤沐罢，熟练试单衣。

——（宋）《立夏》陆游

1.节气特点

每年的5月5日或5月6日是农历的立夏。"斗指东南，维为立夏，万物至此皆长大，故名立夏也。"此时，在天文学上，立夏表示即将告别春天，是夏天的开始。

夏季，是一个充满冰淇淋、西瓜和游泳圈的快乐季节，但灼灼高温和闷热潮湿的天气强强联手，很容易让热量在宝宝体内聚集，使体温调控中枢失控，加上大量流汗造成的电解质紊乱，宝宝很容易中暑。其实，只要充分运用食物的力量，就可以让宝宝在吃喝的享受中驱走暑热，过个健康、清凉的夏天。

2.保健要点

从立夏开始，炎热的夏天好像一夜之间就到来了。由于天气炎热，下雨的日子增多，很多宝宝会被热邪所伤，出现发热、疲惫、咳嗽有痰等孟夏季节常见症状；如果再被湿气所扰，加上贪凉受寒（饮食或环境），很多宝宝就会出现口渴但是不愿意喝水、腹泻、便秘甚至周身疼痛等症状。家长要注意控制宝宝的饮食和环境。

※ 勤运动

运动可以加快新陈代谢，加速湿气排出体外。如果光注意孩子脑力的培养，忽视体力的锻炼，加上长期在密封的空调环境下很少流汗（正常流汗不是坏事），就会导致身体调控湿度的能力变差。对于孩子来说，任何有点喘、会流汗的运动都有助于活化气血循环，增加水分代谢。家长不要过分担心出汗的问题，护理重点是及时更换干爽的衣物，补充水分和维生素、矿物质。

Rayman妈妈温馨提示

夏季可以让孩子做主动出汗的运动（非被动出汗），配合适当的排毒食物，比如冬瓜、绿豆、海带、小麦草汁等食物。强烈建议家长带孩子去游泳，对肺卫不足、总是上呼吸道和

游泳要根据孩子的具体情况和游泳池的水温、水质而定。户外活动做得好、体质很强壮的宝宝，家长也有把握保护孩子的安全，不妨带孩子试一下。游泳时间的长短要根据孩子的具体情况定。

咽喉出问题的孩子很有裨益，并且在增加体能（元气）的同时会去火润肺，妈妈们会在冬季有意外惊喜！

户外活动的时候不要让阳光直射，但也不能一点儿阳光也没有，否则起不到日光浴的作用。最好是选择树荫下，让阳光从树叶的缝隙中照到孩子的身上。不要带孩子在高大建筑物的旁边活动，避免孩子受到风口强风的吹袭。

※ 勤洗澡

小婴儿的汗腺不发达，大婴儿的汗腺比较发达了，也爱活动，出汗比较多，尤其是睡觉和吃奶的时候，会出很多汗。汗液和空气中的尘土混合在一起，堵塞汗毛孔，引起痱子和脓疱疹；皮肤的褶皱处更容易被汗液浸泡发生糜烂，尤其是比较胖的孩子更容易发生，因此要勤给孩子洗澡。洗澡可以用艾叶水、金银花水，最好不用十滴水和蛇胆花露水。十滴水和蛇胆花露水有效，但也伤皮肤，很多孩子皮肤就是这么变得粗糙的。

宝宝可以一天洗几次。不建议用尿布，夏天可以穿肚兜，光光地躺在凉席上，

非常舒服。推荐竹纤维的凉席，如果是硬质的，最好在上面铺一层棉布单，即使在上面小便也容易收拾。

※注意餐具的消毒

特别是添加辅食的时候。有条件的用消毒锅，没有条件的也要用开水烫5分钟，再烘（晾或擦）干。奶和辅食一定要现吃现做，不能在奶瓶中存放奶、果汁、菜汁和水，所有食物应避免被苍蝇污染。喂宝宝前爸爸妈妈要把手洗干净，一定要把住病从口入关！

※夏季饮食宜忌

夏季饮食宜清淡平和、祛湿养心、健脾开胃，忌过甜（伤脾）、黏腻（生痰生湿）、辛辣（泻热化火）、雪藏冷饮等食物。

【推荐食材】多吃瓜类食物，如苦瓜、节瓜、青瓜、冬瓜、木瓜、西瓜、香瓜，以及绿豆、苋菜、枸杞叶、番茄、淮山、白术等。

肥厚甘腻的食物不容易消化，反容易造成肠胃闷胀、发炎；甜食和油炸食品会让身体产生过氧化物，加重发炎反应；生冷、雪藏、冰品或者寒凉的蔬菜瓜果会让肠胃消化吸收功能停滞，所以不要无限量食用（有个体差异性，家长可自己摸索规律），如西瓜、生菜沙拉、苦瓜等，最好在烹调前加入姜、蒜、葱等，降低食物的寒凉性质。

【早餐】应保证有米面类主食，起床后只喝奶、不吃其他食物的习惯会使宝宝有中暑的危险。因为配方奶比固体食物通过肠胃的速度快，不能保证稳定的血糖及电解质，如果宝宝在闷热的上午活动量比较大，出汗比较多，发生低血糖以及中暑的概率就会大大增加。

【午餐与晚餐】暑热会让宝宝的消化功能减弱，食欲欠佳，吃得少或者吃得不好都容易导致血糖及血浆电解质水平降低。还有，大量出汗会严重损耗体液，造成血容量不足，电解质失衡，血压下降，从而使中暑有机可乘。

温热的汤水可以舒缓汗腺，将体表温度降低1℃~2℃，消暑效果远优于冷饮。青菜汤、绿豆汤、海带汤、紫菜豆腐汤等植物汤类是最佳选择。肉汤、骨头汤、鸡汤中脂肪含量较高，不易消化，还会增加肠胃负担，不仅不能解暑，还会因增加热量摄入而越喝越热。汤中不要加入过多的蔗糖，否则会增加热量摄入，增加代谢产热，削弱降温效果。同时过甜伤脾，对本身胃口不好的宝宝更是雪上加霜。

3.营养美食

胡萝卜西瓜汁 补充维生素

（8个月以上适用）

材料：西瓜600克，胡萝卜300克，冰糖或蜂蜜适量。

Rayman妈妈温馨提示

西瓜中的维生素与胡萝卜中的类胡萝卜素都是维持皮肤与黏膜免疫的营养素，有助于改善因缺乏维生素引起的皮肤、黏膜免疫力下降问题。

做法：西瓜去皮、去籽，胡萝卜去皮，切小块，一起放入榨汁机中榨成鲜汁，根据口味选择是否加入蜂蜜或冰糖。

食用：8~12个月的宝宝不要着急加蜂蜜，1岁以上可加儿童蜂蜜。

功效：提供各种维生素和膳食纤维。

鸭血豆腐汤 补钙、铁、锌

（8个月以上适用）

材料：鸭血豆腐、木耳、熟瘦肉、小白菜适量，鸡蛋1个，少量鸡汤，香油和葱花少许。

做法：将鸭血豆腐切成细条，木

Rayman妈妈温馨提示

鸭血、木耳皆阴凉，适合内热体质的宝宝补血。

耳、熟瘦肉、小白菜切成细丝；鸡汤烧开，加入以上原料，中火煮15分钟，然后淋上鸡蛋液，加点儿香油和葱花。

功效：补钙、铁、锌。

草莓绿豆粥 清热去火

（10个月以上适用）

材料：糯米、绿豆、草莓、白糖、莲子各适量。

做法：

●取适量绿豆，挑去杂质，淘洗干净，用清水浸泡4小时。

●选取适量草莓，择洗干净。

●将糯米淘洗干净，与泡好的绿豆一并放入锅内，加入适量清水，用旺火烧沸后转微火煮至米粒开花、绿豆酥烂。

●加入草莓、白糖搅匀，稍煮一会儿即成。加点儿莲子去心火，效果也不错。

功效：清热去火，补充维生素。

Rayman妈妈温馨提示

色泽鲜艳、香甜可口的草莓绿豆粥不仅能够解暑清热，而且可以补充维生素。

西芹炒百合 养血补心

（1岁以上适用）

材料：新鲜百合200克，西芹50克，枸杞10克，腰果6个，松子20克，胡萝卜、甜椒、油、葱、盐各适量。

做法：

●百合去薄衣，西芹去老梗，切段，在清水中浸泡10分钟。

Rayman妈妈温馨提示

西芹有平肝清热、镇静安神、养血补虚等作用；百合性甘、微寒，归肺、心经，可润肺止咳，清心安神；枸杞补肾益精，养肝明目，补血安神。这三样食材加在一起，共奏滋阴润肺、养血补心之功，可谓夏季宝宝辅食的黄金搭档。

- 百合、西芹过滚水焯一下捞出备用，胡萝卜、甜椒切小片。
- 锅中热油，放入葱花爆香，将西芹、百合中火翻炒，然后加少许水焖1分钟。
- 放入胡萝卜、甜椒片、枸杞翻炒，加盐调味，放入腰果、松子搅拌均匀起锅。

功效：滋阴润肺，养血补心。

凉拌茄泥 清热活血

（1岁以上适用）

材料：茄子500克，芝麻酱50克，大蒜25克，细盐少许。

做法：

- 将茄子去把、去皮，切成1.5厘米厚的圆片，然后用清水洗净。
- 将茄子片上蒸屉蒸烂（旺火约20分钟）；控去水分，码放汤盘内。
- 大蒜去皮，捣成蒜泥；芝麻酱加水，搅成粥状，加入细盐，浇至茄子片上；放蒜泥，拌均匀即可食用。

功效：清热活血，开胃解暑，止痛消肿。

Rayman妈妈温馨提示

对热毒疮痛、皮肤溃疡有食疗效果。立秋以后最好不要吃茄子、丝瓜和空心菜，民间一直有"秋落苏有毒"之说。

四神猪肚汤 健脾养胃

（2岁以上适用）

材料：山药、茯苓、芡实、莲子、薏米各20克，猪肚1个，面粉、盐、米酒各少许。

做法：

- 猪肚用面粉和盐清洗干净，并用热水烫过；与山药、茯苓、芡实、莲子、薏米一起

Rayman妈妈温馨提示

茯苓、淮山、莲子和芡实汇集在一起后互相补益，健脾养胃，帮助调节免疫系统，强化体质，几乎发挥出了无敌的功效，"四神"之名当之无愧，适合肠道机能弱的宝宝。湿气大的宝宝加入薏米健脾利湿。也可与富含淀粉及纤维的栗子一起煮，还有帮助消化的保健功效。

放置砂锅内，加1000毫升～1200毫升的水。

- 小火炖2小时后将猪肚捞出，切小块放回砂锅再煮10分钟。
- 出锅前加盐和米酒调味。米酒用当归浸泡后味道会更香醇。

食用： 如果是1~2岁的宝宝，可把猪肚换成栗子150克，去掉盐和米酒炖30分钟即可。

功效： 健脾养胃。夏季开始，宝宝常因饮食偏差造成肠胃不适，容易胀气、肚子痛、腹泻和食欲不振等，可以喝四神汤改善。若不加猪肚，可以用栗子（甜）、猪肠、排骨或鸡肉替代。

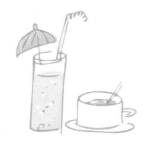

八、小满：蚕丝畜养麦起身

南风原头吹百草，草木丛深茅舍小。

麦穗初齐稚子娇，桑叶正肥蚕食饱。

……

——（宋）欧阳修《归田园四时乐春夏二首（其二）》

1.节气特点

每年的5月20日至22日视太阳到达黄经60°时为小满。小满是夏季的第二个节气，其含义是夏熟作物的籽粒开始灌浆饱满，但还未成熟，只是小满，还未大满。

2.保健要点

夏主心，小满以后，热会扰乱心神，让脾胃不能舒展，宝宝就会出现心烦易怒、口咽干燥、消谷善饥、入睡困难甚至夜睡不宁、便秘等症状。对体质比较弱的孩子来说，热气还会伤到津液，甚至造成脱水。这个时候一定要注意给宝宝健脾去湿、滋阴清热。

※预防脱水症

夏季，宝宝会因为气温过高而出汗，这是释放热量的有效方法。但如果出汗过多，皮肤蒸发水分过多，没有及时补充会出现脱水热。出现这样的情况时，体温升高，尿量减少，烦躁不安，妈妈往往认为宝宝感冒了，就给宝宝吃感冒药，而感冒药有发汗的作用，这会加重孩子脱水，使体温更高。所以，夏天不要轻易给孩子吃感冒药，首先应该是给孩子补水，使孩子的尿量增加，体温就会逐渐下来。还有就是，不要马上降低室内温度，否则会让孩子在受热的情况下外感风寒，就是我们常说的热伤风。热伤风是感冒中比较难治的一种。应该先通过补水使体温降下来，然后给孩子洗个温水澡。室内温度降到28℃左右，与室外的温度相差不要太大，最好不超过7℃。

※ 预防皮肤伤

夏季孩子穿得少，活动多，缺乏衣服保护，要避免肢体破皮出血。伤后不能洗澡是很麻烦的，特别是会走、手快的孩子。强烈建议妈妈们的小药箱里要有跌打油（跌青了绝对不能用手揉）、棉签、双氧水、紫药水、云南白药等外用药品，药布贴不建议使用，小伤口暴露在空气中只要消毒到位，反而比贴上效果好得多。

眼炎、汗疱疹、痱子、皮肤褶皱处糜烂、臀红、肛周红肿、腹泻等都是小宝宝夏季容易有的问题。眼屎多应滴眼药水；出汗后要及时温水洗澡；皮肤褶皱处糜烂、臀红、痱子，可以用鞣酸软膏或者紫草油（现在就要泡了，夏季配点冰片非常好用）涂抹；小女孩外阴部不要使用含有滑石粉的痱子粉，而改用痱子水或者玉米粉、松花粉；肛周红肿、感染、腹泻要注意喂养卫生；腹部不要受凉，防止腹泻。

※ 饮食宜清淡

小满节气是皮肤病的高发期，宜以清淡的素食为主，可常给宝宝吃具有清利湿热作用的食物，如赤小豆、薏米、绿豆、冬瓜、丝瓜、黄瓜、黄花菜、水芹、荸荠、黑木耳、藕、胡萝卜、番茄、西瓜、山药、蛇肉、鲫鱼、草鱼、鸭肉等；忌食膏粱厚味、甘肥滋腻、生湿助湿的食物，如动物脂肪、

Rayman妈妈温馨提示

请不要给孩子吃高油、高糖的精致化加工食品。多吃天然食品，多吃富含维生素和矿物质的蔬菜、水果。此外，不要让孩子因为偏食而导致营养失衡。

海腥鱼类、酸涩辛辣、性属温热助火之品及油煎熏烤之物，如生葱、生蒜、生姜、芥末、胡椒、辣椒、茴香、桂皮、韭菜、茄子、蘑菇、各种海鲜发物、牛、羊、狗、鹅肉等。

※喝粥好处多

粥是夏季宝宝早晚餐的最佳主食，易于消化，可快速补充因出汗以及高温所消耗的水分、矿物质和糖分，而汤中含有大量水分和钠、钾、镁等元素，是补水、补盐的好帮手。但不论预防还是中暑后的食疗，粥汤的补充一定要分清忌宜，以免南辕北辙。

可以在粥中加入豆类、杂粮、水果、蔬菜、少量豆腐、瘦肉或鱼虾碎末、坚果末等，使维生素（尤其是B族维生素）、微量元素和蛋白质的补充同时进行。五谷、蔬果中的膳食纤维还能够帮助孩子清理肠道、排除毒素，更有利于解暑降温。

3.营养美食

西蓝花拌肝泥 补铁补锌

（8个月以上适用）

材料：西蓝花，胡萝卜，肝，盐、姜、橄榄油少许。

做法：

● 将西蓝花、胡萝卜用水焯熟后切小丁或者小片。

● 肝用盐水与姜同煮熟，用勺子碾成泥。

● 将肝泥与西蓝花、胡萝卜、少量橄榄油、盐（1岁以下的宝宝不放盐）同拌即可。

功效：补铁和锌。

Rayman妈妈温馨提示

很多营养素都需要维生素C促进吸收，铁和锌也不例外。西蓝花中维生素C的含量是番茄的4倍，这样搭配锌的吸收率就大大提高了。食物的多样性很重要！

阴米鸡蛋香菇粥 健脾养胃

（8个月以上适用）

材料：糯米100克，鸡蛋1个，虾米、香菇、姜、葱适量。

做法：

● 将糯米精选、除去杂质后，用清水浸泡7～12小时，将糯米中的水沥干后用60℃～85℃的火蒸40～60分钟，熟透后置于晾晒物内先冷却干缩，然后揉搓成粒状，放至通风朝阳处晾晒，干燥无水分后即为阴米，贮藏备用。

● 将阴米用凉水浸泡一下，微微沥去水分；香菇用温水泡一下，切成碎末待用；虾米用凉水浸一下，冲去表面的杂质；切少量姜丝，待用。

● 锅里放凉水，用姜丝和阴米一起煮至八成熟，下香菇末，并滴几滴食用油，继续煮到粥绵软。

● 加入虾米和适量盐（1岁以下的宝宝不加盐），鸡蛋打散，淋入粥里，搅散，撒上葱花，关火即可。

功效：健脾养胃。

Rayman妈妈温馨提示

宝宝感冒以后胃口和精神都会变得很差，这款粥能够让宝宝感冒的时候也有好胃口。

香菇冬瓜煲 消暑解毒

（10个月以上适用）

材料：香菇1~2朵，冬瓜100克，葱、姜、植物油各适量。

做法：

● 冬瓜去皮洗净，切成小方块；香菇用温水浸泡，切成小块待用；葱、姜洗净切丝。

● 锅中放植物油适量，烧热后下葱、姜爆

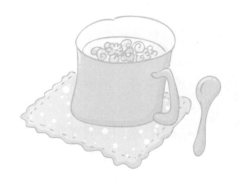

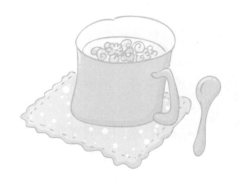

香，再下冬瓜、香菇和泡香菇的水，焖烧数分钟，待熟时调入适量食盐（1岁以下宝宝不放盐），翻炒几下即可。

功效：消暑解毒，清热利湿，同时具有很好的健脾胃、益智安神的功效。

Rayman妈妈温馨提示

冬瓜含有多种维生素和人体必需的微量元素，可调节人体的代谢平衡；冬瓜性寒，能养胃生津、清降胃火，使人食量减少，促使体内淀粉、糖转化为热能而不变成脂肪。夏季多吃些冬瓜不但解渴、消暑、利尿，还可使人免生疔疮。香菇具有高蛋白、低脂肪、多糖、多种氨基酸和多种维生素的营养特点；香菇中有一种一般蔬菜缺乏的麦淄醇，它可转化为维生素D，促进体内钙的吸收，并可增强人体抵抗疾病的能力。

山药薏仁粥 健脾养胃

（1岁以上适用）

材料：大米适量，淮山（铁棍山药）100克，薏米100克。

做法：将淮山和薏米用食物料理机粉碎后与大米同煮。

功效：健脾养胃，祛风除湿，去水肿，提高免疫力。

Rayman妈妈温馨提示

脾胃虚弱的孩子需要连续吃1个月。

椰奶西米露 健脾补肺

（1岁以上适用）

材料：西米、配方奶、椰汁、芒果、草莓、火龙果、猕猴桃等。

做法：

● 西米放入锅中不停搅拌至透明

Rayman妈妈温馨提示

西米又叫做西谷米，是从西谷椰树的木髓部提取的淀粉，经过手工加工制成。西米性温味甘，可健脾、补肺、化痰。

状，放凉水再次煮沸，关火，焖5分钟，放入凉水中浸泡备用。

- 芒果、草莓、火龙果、猕猴桃等水果洗净，切小丁备用。
- 西米滤水，加入水果丁、椰汁、配方奶即可。

功效：健脾补肺，化痰理气。

家常豆腐 补脾益胃

（1岁以上适用）

材料：北豆腐1盒，猪肉糜100克，红椒1个，青椒1个，胡萝卜1根，酱油、白糖、料酒、盐、葱、姜、蒜各少许，油、水淀粉适量。

做法：

- 将北豆腐切成0.5厘米厚、4厘米宽的片，姜切末儿，猪肉糜加酱油、料酒、盐、姜末儿搅拌均匀，红椒、青椒、胡萝卜切片备用。
- 锅中热油，加入肉糜翻炒；放入小半碗水，水烧开放入豆腐，改小火烧15分钟。
- 加入青椒、红椒、胡萝卜片翻炒，用盐、白糖调味，大火收汁并淋入水淀粉勾芡，起锅装盘即可。

功效：补脾益胃，清热润燥，利小便，解热毒。

Rayman妈妈温馨提示

豆腐营养丰富，有"植物肉"之称，其蛋白质可消化率在90%以上，比豆浆以外其他豆制品高，故受到普遍欢迎。豆腐除直接或烹调食用外，又可进一步做成豆腐乳食，最宜于脾胃虚弱的宝宝佐餐。但内酯豆腐钙含量只有南北豆腐的1/10左右，不适合给宝宝食用。

用以补虚，可将豆腐做菜食，如砂锅豆腐、鱼香豆腐、番茄烧豆腐、麻辣豆腐等；若治喘咳，可加生萝卜汁、饴糖；若膀胱有热，小便短赤不利，可略加调味品食并饮汁（豆腐点成后，锅中凝块以外的水）。

九、芒种：收割播种鹭助兴

熟梅天气豆生蛾，一见榴花感慨多。

芒种积阴凝雨润，菖蒲修剪莫蹉跎。

————（现代）吴藕汀《芒种》

1.节气特点

芒种一般在每年公历6月6日前后，字面的意思是"有芒的麦子快收，有芒的稻子可种"。此时节雨量充沛，长江中下游地区将进入多雨的黄梅时节。气温显著升高，无论是南方还是北方，都有出现35℃以上高温天气的可能，但一般不是持续性的高温。

2.保健要点

芒种是庄稼播种、农人最忙碌的时候，这个时期宝宝会显得萎靡不振、精神倦怠。因为天气过于湿热，所以家长要特别注意预防中暑、湿疹、瘙痒、皮炎等问题的出现。

尤其是有湿疹和其他湿重状况的宝宝，不要让宝宝直接在地板上玩耍，甚至睡到地板上，空气中的水分会下降，且地板湿气比较重，容易入侵到身体内，造成四肢酸痛。最好睡在与地板有一定距离的床上。

潮湿下雨天减少外出。不要给宝宝穿潮湿未干的衣服，出汗后及时更换衣物。潮湿的天气造成皮肤对外界的不适应也与微生物有关。家里要注意保持通风干燥，被褥、衣物要及时晾晒。

暑湿症状：非常容易困倦、疲惫（四肢沉重），没有食欲，手脚冰冷，皮肤起疹，脸上黏腻不舒服（总去用手擦），甚至出现肠胃炎等现象。家长观察孩子大便，可以看到大便不成形，或者大便完了之后总有一些黏在马桶上，很难冲下去，也是体内湿气聚集的一种表现。这个时候就要给宝宝增加祛湿的食物了。

水果和汤要适度摄入。过量水果会影响肠胃功能，减少饭量，导致营养摄入不均衡，增加中暑危险；大量喝汤，汤的营养密度低且占地儿，会影响正常进食，同时稀释肠胃中的消化液，从而造成宝宝营养摄入不足，抵抗力下降，成为暑热的攻击对象。

水分摄入要适量。以宝宝的尿液淡黄清亮、无异味为准。母乳是小宝宝安度夏季的最好食物，如果必须人工喂养，一定要注意卫生、消毒，不要吃剩奶，现吃现配。辅食也要现吃现做。母乳喂养的妈妈要多喝水，孩子也要适当喝水，人工喂养儿更要注意补充水分。

刚从炎热的室外回来、感冒、运动量大的时候（孩子体温比较高的时候）不要吃西瓜、梨、酸奶或者从冰箱里刚拿出来的食物，预防肠痉挛和腹泻。但桶装配方奶粉最好放在冰箱冷藏室内，盖严盖子。

Rayman妈妈温馨提示

3岁以下的宝宝最好夏天不要食用鲜奶。

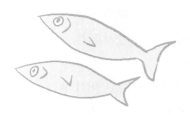

110

3.营养美食

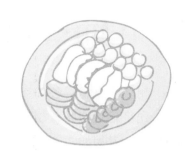

茴香菜粥 健胃理气

（8个月以上适用）

材料：茴香50克，大米200克。

做法：茴香洗净，切成末儿备用；米粥煮熟后关火，加入茴香末儿，焖5分钟后即可食用。

功效：顺气，止痛，健胃。

Rayman妈妈温馨提示

对夏季消化不良、食欲不好的孩子有很好的补益效果。

石榴西米粥 健脾生津

（8个月以上适用）

材料：石榴1个，西米100克。

做法：西米浸泡2小时后加1000毫升水同煮成西米露，关火加剥好的石榴籽，放凉即可食用。

Rayman妈妈温馨提示

夏天激发宝宝食欲的重要辅食。加椰奶味道更好。

食用：可以放冰箱冰镇一下，吃前半小时拿出，室温放置。

功效：生津止渴，健脾开胃。

胡萝卜扁豆粥 顺气消积

（8个月以上脾虚宝宝适用）

材料：胡萝卜、扁豆各60克，粳米100克。

做法：先将扁豆泡胀，胡萝卜洗净切丝，粳米淘洗干净，然后一起放入锅内，加水1000毫升，煮粥如常法，粥熟即可趁热食用。

功效：本粥具有健脾和胃、顺气消积的功效，适用于胃肠不和、食少呕逆、慢性腹泻的宝宝。特别适宜脾虚便溏、饮食减少、疳积（单纯性消化不良）的宝宝食用；同时适宜夏季感冒挟湿、急性胃肠炎、消化不良、暑热头痛头昏、恶心、烦躁、口渴欲饮、心腹疼痛、饮食不香的宝宝服食。

Rayman妈妈温馨提示

扁豆烹调前应用冷水浸泡（或用沸水稍烫）再炒食，因为扁豆中有一种凝血物质及溶血性皂素，如生食或直接炒食，食后3~4小时部分人可引起头痛、头昏、恶心、呕吐等中毒反应。成熟豆粒可以煮食或制作成豆沙馅。

橙汁瓜条 清热生津

（1岁以上适用）

材料：冬瓜1/2个，橙子1个，蜂蜜少许。

做法：

● 冬瓜去皮、去瓤后切成小手指粗细的条，放入滚水中煮至八成熟，取出在冷水中过凉。

● 橙子去皮打成汁，加蜂蜜打匀。

● 冬瓜条放入有盖容器，倒入橙汁，放冰箱冷藏一晚即可。

功效：滋阴润肺，清降胃火，辟暑除烦。

Rayman妈妈温馨提示

冬瓜性寒味甘，最适合在夏天食用。秋季很多肺热秋燥的孩子咳嗽、咽喉红肿、痰多、不爱吃饭等等，这款橙汁瓜条也非常适合。

三色丁 提供多种营养素

（1岁以上适用）

材料：芦笋1个，玉米1个，胡萝卜1个（或杏仁适量）。

做法：将芦笋、玉米、杏仁或者胡萝卜切丁，热锅加油翻炒，出锅前点盐即可。

功效：芦笋在国际市场上享有"蔬菜之王"的美称，富含多种氨基酸和维生素，其含量均高于一般水果和蔬菜，特别是芦笋中的天冬酰胺和微量元素硒、钼、铬、锰等，具有调节机体代谢、提高身体免疫力的功效。芦笋有鲜美芳香的风味，膳食纤维柔软可口，能增进食欲，帮助消化。在西方，芦笋被誉为"十大名菜之一"，是一种高档而名贵的蔬菜。

鸡蓉蘑菇汤 增强体力

（1岁以上适用）

材料：鸡肉100克，蘑菇（鲜蘑）50克，洋葱10克，鸡蛋20克，黄油10克，盐、淀粉（玉米）各适量。

做法：

● 鸡肉打成蓉，加入盐、鸡蛋液、生粉上浆，做成球状。

● 蘑菇改刀成薄片，焯水后捞出待用；洋葱切成圈状，备用。

● 锅入水，鸡蓉焯水定型。

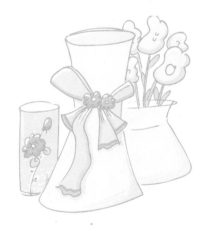

●锅入黄油，熔化后入葱、姜、洋葱圈煸香，倒入鸡蓉翻炒，再加入上汤、盐煮开。

●倒入蘑菇一起煮，煮开后用水淀粉勾芡，出锅即可。

功效：提供大量优质蛋白质与钙，可增加体力和免疫力。

Rayman妈妈温馨提示

小宝宝在刚吃的时候，建议先用鸡蓉碎末儿和香菇粉做，消化吸收得比较好。鸡肉性温热，香菇性凉，夏季搭配起来相得益彰！

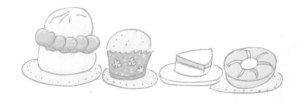

十、夏至：棉花现蕾照眼明

......

荷气夜来雨，百鸟清昼迟。

微风不动草，坐看水色移。

—— （宋）陈与义《夏至日与太学同舍会葆真》

1.节气特点

夏至在每年公历6月21日或22日。夏至这天，太阳直射地面的位置到达一年的最北端，几乎直射北回归线。此时，北半球的白昼最长，且越往北越长。

夏至这天虽然白昼最长，太阳角度最高，但并不是一年中天气最热的时候。因为接近地表的热量这时还在继续积蓄，并没有达到最多的时候，再过二三十天才到一年中最热的时候。

2.保健要点

※ 防蚊蝇

夏至一到，意味着雨季的来临。随着雨水的增加，蚊子也会跟着湿润在空中飞舞起来。晚上要把孩子放入蚊帐里，避免叮咬。小宝宝皮肤嫩，又有奶香味，不管白天黑夜，尤其是傍晚，很容易被叮咬，所以白天睡觉最好也要有蚊帐。室外活动的时候不要在树木和花草茂密的地方或者狭道上，这些地方蚊子多。蚊子是传播乙脑病毒的媒介，没有打乙脑疫苗的孩子一定要防蚊虫叮咬。可以在家种些驱蚊草和薄荷等，最好不使用现代化学产品。

　　驱蚊产品首选驱赶性质的，而不是杀灭性质的。蚊香的主要成分是杀虫剂，通常是除虫菊酯类，毒性比较小，但也有一些蚊香选用了有机氯农药、有机磷农药、氨基甲酸酯类农药等，这些蚊香虽然加大了驱蚊效果，但毒性相对大得多。因此，一般情况下，孩子的房间不宜用蚊香。

　　电蚊香毒性比较小，但由于小宝宝新陈代谢比较旺盛，皮肤吸收能力也强，最好不要用电蚊香。如果一定要用，尽量放在通风好的地方，切忌长时间使用。

　　精油性质的驱蚊贴持续效果比较长，但不要直接接触宝宝皮肤，可以贴在衣服、帽子和睡觉的床头上。水质的可以接触孩子皮肤，但驱蚊时间相对要短，4～6小时需要补喷一次。

　　使用空调时最好不使用驱蚊药，避免影响宝宝健康。苍蝇落在孩子的脸上、手上，沾在手上的细菌会通过孩子吸吮手指进入消化道内，引起肠炎，因此应及时给宝宝清洗。

※避免空调病

　　如果这个节气过分让宝宝贪凉，每天待在有空调的房间里，或者睡在湿冷的地方，或大量饮用冰镇饮料等，宝宝的肠胃就会变得非常脆弱，容易发生腹泻、腹胀，甚至影响吸收和发育。另外，宝宝属于稚阴稚阳之体，过分贪凉和食用阴寒的食物会导致宝宝阳气减弱，严重的甚至会影响生长发育。

　　一般情况下，在气温比较高的时候，室内空调的温度可和室外差6℃～7℃，室外气温不高时差3℃～5℃。一定要4～6小时关闭一次空调，打开门窗，让空气流通

10～20分钟。不要直接让冷风吹，特别是床不要放在空调的风口下面，孩子睡觉一定要用衣服或毛巾盖住肚子和膝盖等关节。长期在空调环境中应该多活动。不要在空调车内睡觉，因车内空间狭小，容易缺氧。

※注意调养好宝宝的肠胃

高温会增加体内蛋白质的分解，而大量出汗会让钙流失增加，使得宝宝睡眠不踏实，抵抗力减弱，易受暑热损伤。因此，蛋、肉、鱼虾、豆制品等低脂肪、高优质蛋白以及奶制品的摄入量应适当增加（应占整个膳食结构的1/4）。

出汗量大的孩子要注意补锌、补铁，同时补充维生素C，以配合吸收。铁是闪电站，补上就撒；锌是持久战，小步快跑；维生素C是水溶性维生素，在体内停留3～4小时就随着汗液、尿液排出体外了。所以，水果上午和下午都要配合吃一点，这样吃进去的铁和锌才会发挥最大功效！

维生素C不可以和深海鱼类一起吃（提取物也不行），至少要隔3小时。维生素C可和深海鱼类的重金属三价砷合成五价砷（砒霜），虽然量小，不至于马上中毒，但还是要预防的。爸爸妈妈在外面吃饭的时候也要注意，吃海鲜的时候不能同时吃维生素C多的水果！所以，我的建议是鱼肝油放在晚上睡觉前半小时吃，比如晚9点睡觉，8点半吃鱼肝油，5点半前就不要吃维生素C含量高的水果了（可以换维生素C含量低的吃）！

3.营养美食

水果藕粉羹 清热润肺

（6个月以上适用）

材料：无糖纯藕粉、苹果、香蕉、猕猴桃各适量。

藕粉里含有丰富的碳水化合物和矿物质，其中铁含量可以和猪肝媲美，钙、磷、锌等含量也非常丰富。中医认为，藕粉具有清热润肺、健脾开胃、宁心益血的作用，很容易被肠胃娇嫩的宝宝吸收。

做法：

● 藕粉用少量冷开水搅拌均匀，再慢慢注入开水，并用调羹快速搅拌，呈现胶状时停止加水。如还有白色物质，建议用小锅慢慢熬煮成透明胶状。

● 水果去皮洗净，切成小丁，小宝宝可用粉碎机打成泥。

● 将水果泥或水果丁放入已搅拌好的藕粉里即可。

功效：清热润肺，健脾开胃，宁心益血。

酸梅汤 消暑祛烦

〔8个月以上适用〕

材料：乌梅30克，山楂10克，甘草10克，清水1000毫升，冰糖或蜂蜜适量。

做法：

● 锅中放入清水，将乌梅、山楂、甘草一同投入，煮沸30分钟（或用高压锅煮10分钟，然后不开盖焖1小时）。

● 过滤，制成浓缩的乌梅汁。1岁以内的宝宝用冰糖调味，1岁以上可以用儿童蜂蜜，肺热的孩子适量用桂花酱。

夏天宝宝不爱吃饭跟缺锌有关，酸梅汤中的锌含量非常丰富，可以适量饮用。另外，乌梅、山楂中的维生素B含量也很丰富，对日常生活中缺乏B族维生素的孩子非常有好处。

功效：冰镇酸梅汤能消暑祛烦，安心补中，治痢截疟，生津止渴，消痰益精。

红豆（红枣）糙米粥 生血养元

（8个月以上适用）

材料：红豆50克，红枣4~6个，糙米150克。

做法：红豆浸泡24小时，与糙米、红枣同煮成粥。

功效：开胃补脾，生血养元。

三鲜豆花 优质蛋白质

（8个月以上适用）

材料：南豆腐1块，虾仁3只，鱼肉20克，鸡肉10克，香菇粉、蛋清各适量。

做法：鱼肉去刺，虾仁洗净去肠线，与鸡肉一起剁碎，加入蛋清、香菇粉；水开后加入肉泥，煮沸后将南豆腐用勺子舀入锅内搅拌均匀即可。

功效：提供多种宝宝需要的优质蛋白质。

排骨冬瓜盅 消暑补体力

（10个月以上适用）

材料：排骨4~6块，冬瓜1/2个，红枣2~3个，水发木耳2朵，姜2片，葱段适量。

做法：

- 排骨焯后去血水；冬瓜去皮，切小块；木耳切丝；红枣去核备用。
- 将所有材料放入砂锅内，炖至冬瓜酥烂、肉脱骨后将骨挑出。
- 食用前放入微盐调味即可（1岁以下宝宝不放盐）。

功效：冬瓜性凉而味甘，能消热解毒、利尿消肿、止渴除烦，对痰积、痘疮肿痛、口渴不止、烦躁、痔疮便血、脚气浮肿、小便不利、暑热难消等现象有效。

素炒三丝 提供多种维生素

（1岁以上适用）

材料：胡萝卜，香芹，土豆或豆腐丝，葱、醋、白糖、盐各少许。

Rayman妈妈温馨提示

红、黄、绿的基础三色搭配，让宝宝食欲大开，同时对宝宝的大便、皮肤、眼睛干燥大有裨益。胡萝卜必须跟油脂在一起烹调，维生素A才能转化。

做法：胡萝卜、土豆去皮、切丝，香芹清洗后用刀背拍松，切丝备用；铁锅入热油，放入葱花煸炒，放入胡萝卜丝、土豆丝、香芹丝炒熟，用醋、白糖、精盐调味即可。

功效：提供多种维生素与膳食纤维。

十一、小暑：知了风轻汗如雨

倏忽温风至，因循小暑来。

竹喧先觉雨，山暗已闻雷。

......

——（唐）元稹《小暑六月节》

1.节气特点

每年的7月7日或8日视太阳到达黄经105°时为小暑。暑，表示炎热的意思，小暑为小热，意指天气开始炎热，但还没到最热。这时江淮流域梅雨即将结束，盛夏开始，气温升高，并进入伏旱期；而华北、东北地区进入多雨季节，热带气旋活动频繁，登陆我国的热带气旋开始增多。小暑时节大地上便不再有一丝凉风，而是所有的风中都带着热浪。

2.保健要点

"小暑大暑，上蒸下煮"就是在形容夏季闷热潮湿的气候。这个季节养好脾胃，到了秋风送爽的季节，宝宝才能更好地把吃进去的食物消化吸收并运化到身体内部。所以，这一时期育儿的重点应该是在消暑纳凉的同时防止寒气和湿气入侵。

夏季小宝宝的消化功能会减弱，食量会有所减少，这是正常的（俗称苦夏），不要强迫孩子按以前的量吃，否则会破坏孩子的消化功能，会使孩子积食，甚至腹泻。其实，到了夏天大人也不爱吃饭，孩子和大人一样的。如果孩子体重增长不理想不要着急，天气凉爽下来会有个补长的过程。这点妈妈们要理解！

孩子夏季活动量大，空间也大，吃的生冷食物也比较多（黄瓜、番茄等），1岁以上的孩子应定期适当吃驱虫食物，例如南瓜籽仁。

不建议3岁以下的孩子吃冷饮，因为冰激凌等冷饮是披着冰衣的"火球"，所含的高热量往往是暑热的帮凶，摄入量过大可能会有两种结果：一是转化为体内脂肪，这是较常见的一种途径；二是以病态方式将这些多余的能量排解出去，这种病态可能就会表现为发炎，最常见的是扁桃体炎、咽喉炎、支气管炎等。同时，低温容易损伤宝宝娇嫩的肠胃黏膜，影响消化系统，造成必需营养素的缺乏，进而导致抵抗力下降，增加中暑危险。尤其是一身大汗时，会使身体肌肉和细胞急剧收缩，导致一系列问题出现。因此家长应帮助宝宝养成良好的夏季生活习惯，要避免给宝宝吃低温食物。同样也不应给孩子吃过热（超过40℃）的食物，否则孩子容易咳嗽。

可以把常温的乳饮料（益生菌、乳酸菌）、酸奶（不要果粒的）作为冷饮给8～10个月的宝宝喝，对孩子的消化有帮助。另外，乳饮料（益生菌、乳酸菌）的生产日期在2天以内是最好的，日期越接近越好，超过14天的不建议购买。

3.营养美食

薏米红豆煎 祛湿健脾

（6个月以上适用）

材料：薏米30克，红小豆15克。

做法：将薏米和红小豆加水同煮至豆烂。

Rayman妈妈温馨提示

这款辅食也能当饭吃，非常适合夏季及体内湿气较重的宝宝食用，是祛湿健脾的佳品。另外，湿疹宝宝首先就应该从生活和饮食上注意防复发，用再好的药，不预防也会复发。这种病不宜吃热量高及易上火的食物，平时多食一些有凉血性能的茶或草药。"三分治疗、七分保养"，一定要记牢！

食用：1岁以上早晚分服，6个月以上宝宝可以当水喝。

功效：祛湿健脾。

西瓜番茄汁 清热生津

（6个月以上适用）

材料：西瓜1/2个，番茄3个（大小适中）。

做法：西瓜去皮、去籽，番茄沸水冲烫，剥皮去籽。二者同时绞汁，两液合并，随量饮用。

功效：清热、生津、止渴。

鳝鱼（泥鳅）羹 补中益气

（8个月以上适用）

材料：淮山100克，薏仁100克，芡实50克，黄鳝或者泥鳅500克。

做法：

● 泥鳅或鳝鱼要先用清水养几天，让其吐下泥沙杂物，做之前用粗盐抓去体表黏液。

● 将淮山、薏仁、芡实和黄鳝或者泥鳅（泥鳅比黄鳝稍微差一点）同炖。一斤泥鳅大概能做出600毫升～800毫升的汤水。

食用：一天2次，适当饮用。

功效：中医认为黄鳝性温味甘，具有补中益气、补肝脾、除风湿、强筋骨等作用。民间有"小暑黄鳝赛人参"的说法，小暑前后1个月的鳝鱼最为滋补，可以预防夏季食物不消化引起的腹泻和夏季暑湿，对小儿先天不足导致的免疫力低下也有很好的补益作用。

萝卜生姜饮 祛湿健脾
（8个月以上适用）

材料：白萝卜60克，生姜3片，橘子皮6克，牛蒡子15克。

做法：泡茶饮用。

功效：祛湿健脾。

蚕豆炖牛肉 健脾利湿
（1岁以上适用）

材料：鲜蚕豆或水发蚕豆120克，瘦牛肉250克，食盐少许，香油适量。

做法：

● 牛肉切小块，先在水锅内氽一下，捞出沥水。

● 将砂锅内放入适量的水，点火，待水温时牛肉入锅，炖至六成熟将蚕豆入锅。

● 开锅后改文火，放盐煨炖至肉、豆熟透，点香油出锅即可。

功效：健脾利湿，补虚强体。

炒绿豆芽 清热解毒

（1岁以上适用）

材料： 新鲜绿豆芽500克，花椒少许，植物油、白醋、食盐适量。

做法： 绿豆芽洗净、沥干；油锅烧热，花椒入锅，烹出香味；将豆芽下锅爆炒几下，倒入白醋继续翻炒数分钟，起锅时放入食盐装盘即可。

功效： 清热解毒，疗疮疡。中医认为经常食用绿豆芽可清热解毒，利尿除湿，解酒毒，热毒。绿豆芽是祛痰火、湿热的家常蔬菜，可以起到清肠胃、解热毒、洁牙齿的作用。

Rayman妈妈温馨提示

绿豆芽性寒，烹调时应配上一点姜丝或花椒，中和它的寒性，十分适于夏季食用。烹调时油盐不宜太多，要尽量保持其清淡的性味和爽口的特点。下锅后要迅速翻炒，适当加些醋，才能保存水分及维生素C，口感才好。绿豆芽纤维较粗，不易消化，且性质偏寒，所以脾胃虚寒之人不宜久食。

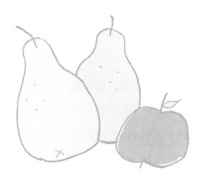

十二、大暑：骤雨孕育赏红莲

何以销烦暑，端居一院中。

眼前无长物，窗下有清风。

……

—— （唐）白居易《销夏》

1.节气特点

每年的7月23日或24日，太阳到达黄经120°时进入大暑节气。俗话说"小暑不算热，大暑三伏天"。高温和潮湿是大暑时节的主要气候特点。

2.保健要点

大暑是全年温度最高、阳气最盛的时节，在养生保健中常有"冬病夏治"的说法，故对于那些每逢冬季发作的慢性疾病，如慢性支气管炎、肺气肿、支气管哮喘、腹泻、风湿痹证等阳虚证是最佳治疗时机。

大暑期间饮食要特别注意，可多吃消暑清热、化湿健脾的食物，如丝瓜、西蓝花和茄子等当季蔬菜。大暑天气酷热，出汗多，脾胃活动相对较差。这时人会感觉比较累和食欲不振，而淮山有补脾健胃、益气补肾作用，多吃淮山一类益气养阴的食物，可以促进消化，使人感到精力旺盛。

　　冬补三九，夏补三伏。家禽肉的营养成分主要是蛋白质，其次是脂肪、维生素和矿物质等，相对于家畜肉而言，是低脂肪、高蛋白的食物，其蛋白质也属于优质蛋白。鸡、鸭、鸽子等家禽都是大暑进补的上选。

　　鸭是一种营养丰富的水禽。每100克鸭肉含蛋白质16.5克、脂肪7.5克，还含有钙、磷、铁、多种维生素及碳水化合物等营养成分。因其常年在水中生活，性偏凉，有滋五脏之阳、清虚劳之热、补血行水、滋阴养胃、利水消肿的功效。尤其是经过一个冬春摄食的老鸭，骨骼更健壮，肌肉更丰满。民间亦有"大暑老鸭胜补药"的说法。老鸭炖食时可加入莲藕、冬瓜等蔬菜煲汤食用，能补虚损、消暑滋阳；加配芡实、薏仁同炖汤，滋养效果更佳，能健脾化湿，增进食欲。

3.营养美食

嫩莲子粥 强心安神
（8个月以上适用）

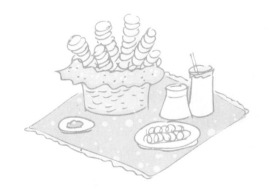

　　材料：嫩莲子50克，大米200克。
　　做法：莲子用食物料理机粉碎后与

Rayman妈妈温馨提示

莲子含有丰富的蛋白质、碳水化合物、烟酸、钾、钙、镁等营养元素，对宝宝具有强心安神、滋养补虚的功效，同时可补脾涩肠，对于腹泻的孩子食疗效果比较好。

大米慢火同煮成粥即可。

　　功效：强心安神，滋养补虚。

香荷汤 发汗解表

（8个月以上适用）

材料：香薷10克，荷叶10克，白扁豆10克，冰糖适量。

做法：将以上食材加入1000毫升水，煮成600毫升，放凉后当水给宝宝适量饮用。

功效：发汗解表，健脾益胃。

Rayman妈妈温馨提示

湿热体质的宝宝夏季易被暑湿侵袭，症状为身体沉重、手脚水肿、食欲不振、胸闷、恶心、头晕、头重、大便软且黏，黏在马桶上不易冲洗。建议食用香荷汤的同时坚决不吃肥腻、甜食。

薏仁茶 滋润肌肤

（8个月以上适用）

材料：生薏仁30克，麦仁、赤小豆、绿豆、山药、糙米各适量。

做法：可选择其中的两三种与糙米熬成粥，当水饮用。

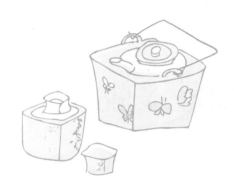

Rayman妈妈温馨提示

薏仁主要成分为蛋白质、维生素B₁、维生素B₂，可使皮肤光滑。薏仁有兴奋、解热的作用，还具有消炎排脓的效用，对低热的宝宝有很好的食疗效果。注意，小宝宝应只喝汤，不吃米粒！

功效：滋润肌肤，而且促进体内血液和水分的新陈代谢，有利尿、消水肿的作用。

话梅芸豆 开胃健脾

（10个月以上适用）

材料：白芸豆200克，话梅8颗，冰糖50克，蜂蜜适量。

做法：

● 白芸豆用冷水泡一天至涨大、微软。

● 锅中放入适量水，加入白芸豆大火煮开；加入洗过的话梅继续煮；加入冰糖转中小火。

● 煮至豆子软烂但不破皮，关火后放凉，加蜂蜜（1岁以内的宝宝不能加蜂蜜）。

食用：最好不急着吃，浸在汤汁中一段时间味道更佳。稍小的宝宝，可以把芸豆打成泥食用。

功效：开胃健脾，解暑消食。

Rayman妈妈温馨提示

话梅芸豆味道酸甜，开胃爽口，是夏季宝宝必备开胃小食。白芸豆是高钾、高镁、低钠食物，非常适合夏季宝宝食用。

鸡丝凉面 祛暑开胃

（1岁以上适用）

材料：乌冬面100克，鸡腿2个，黄瓜1根，绿豆芽200克，姜、葱各少许。

酱汁料：芝麻酱1汤匙，凉开水2汤匙，酱1汤匙，蒸鱼豉油1茶匙，醋1汤匙，糖1茶匙，香油1茶匙，芝麻少许。

做法：

● 锅中倒入清水，放入鸡腿、姜片、葱段和花椒，大火煮沸后撇去浮沫，继续煮10分钟。煮熟后放凉，去皮，将鸡腿肉撕成细丝。

Rayman妈妈温馨提示

鸡丝凉面，大热天里来上一碗，那可是非常过瘾的哦！

●黄瓜洗净后切丝；另一锅中倒入清水，水开后放入洗净的绿豆芽，焯半分钟后捞出。

●将芝麻酱倒入碗中，再倒入凉开水，用筷子沿同一方向画圈搅拌稀释；再调入酱油、蒸鱼豉油、盐、醋、糖、香油，搅拌均匀，撒上芝麻。

●锅中倒入足量清水，大火煮沸后放入乌冬面，中火煮3～5分钟后捞出，反复过冷水冲凉，沥干后倒入橄榄油搅拌，以免粘连。

●将面盛入碗中，放入鸡丝、黄瓜丝、绿豆芽，再淋上酱汁料，搅拌均匀即可。

功效：祛暑开胃。

素炒豆皮 补虚止汗

（1岁以上适用）

材料：豆皮2张，植物油、葱、食盐、香油各适量。

做法：豆皮切丝，葱洗净切丝；油锅烧至六成热，葱丝下锅，烹出香味；将豆皮丝入锅翻炒，随后加食盐，炒数分钟后淋上香油，搅匀起锅。

功效：中医理论认为，豆腐皮性平味甘，有清热润肺、止咳消痰、养胃、解毒、止汗等功效，补虚止汗，适合多汗、自汗、盗汗的宝宝食用。

Rayman妈妈温馨提示

豆腐皮营养丰富，蛋白质、氨基酸含量高。据现代科学测定，还有铁、钙、钼等人体所必需的18种微量元素。儿童食用能提高免疫能力，促进身体和智力的发展。豆腐皮还有易消化、吸收快的优点，是一种妇、幼、老、弱皆宜的食用佳品。

十三、立秋：寒风飘叶寒蝉鸣

乳鸦啼散玉屏空，一枕新凉一扇风。

睡起秋声无觅处，满阶梧桐月明中。

——（宋）刘翰《立秋前一日览镜》

1.节气特点

每年的8月7日或8日，太阳到达黄经135°时为立秋。立秋一般预示着炎热的夏天即将过去，秋天即将来临。但我国地域辽阔，各地气候差别较大，此时大部分地区仍未进入秋天气候。尤其是中国南方地区，此节气内还是夏暑之时，同时由于台风雨季节渐去，气温更酷热，因而中医对从立秋起至秋分前这段日子称之为"长夏"。

立秋后虽然一时暑气难消，还有"秋老虎"的余威，但总的趋势是天气逐渐凉爽。立秋是秋季的第一个节气，而秋季又是由热转凉、再由凉转寒的过渡性季节。立秋时节，梧桐树必定开始落叶，因此才有"一叶知秋"的成语。

2.保健要点

※保证宝宝睡好子午觉

睡眠对于成年人来说，具有消除疲劳、保护大脑、增强免疫、促进发育和美容养颜等功效。对于宝宝来说，睡眠时身体得到休息，夏季消耗的体力得到恢复。睡眠对生长发育尤其重要，因为生长激素是在睡眠正香时分泌最多。此外，子午觉对孩子来说可提高机体的免疫功能，改善精神状态，增强记忆力。子午之时刚好是阴阳交接之时，这时人体阴阳盛极而衰，致使气血产生失衡现象，所以必须静卧以对。现代医学研究认为，夜间零时至次日凌晨4时，人体内各器官的功能都降至最低点；中午12时至13时是人体交感神经最疲劳的时间，这两个时段最好能进入睡眠。

※ 预防肚脐和脚受寒

白天只要室温不超过30℃就不建议开空调，可开窗使空气流动，让秋杀之气荡涤暑期热潮留在房内的湿浊之气。空调的使用要得当，建议室内外温差保持在5℃左右，避免着凉感冒；还应保持室内空气的流通，避免将家中门窗紧闭，导致室内空气混浊、潮热。有疾病不敢使用空调的孩子，家长要采取物理降温，如电扇前放盆水，常用水擦洗身体。小孩子新陈代谢旺盛，出汗多，更容易发热，要注意个人及环境卫生，应勤洗澡，勤换衣服。消暑时别太贪凉，这个时候开始就要注意不要让孩子光脚、露肚脐乱跑了。一定要防止双脚和肚脐受寒，预防阴暑的发生。

如果出现受寒症状，可以采用艾叶包洗澡或海盐包热敷的办法。这个节气，一般不建议用艾灸，家长如果掌握不好力度和时间，容易引起内热。艾灸建议参考专业医师的意见。

※ 忌情绪大起大落

秋意越来越明显，自然逐渐出现一片肃杀的景象，此时容易产生悲伤的情绪，不利于健康。因此，在精神调养上，处暑时节要注重收敛神气，使神志安宁、情绪安静，切忌情绪大起大落，平常可让宝宝听音乐、玩安静的游戏等。

如果这个时期孩子喜欢玩刺激、活动量比较大的游戏，或者家庭环境比较压抑、焦虑，家长最好在饮食上给予补血养肝、敛心安神的食物，比如酸枣仁水、清蒸黄花鱼、桑葚枸杞膏、山药桂圆粥、杏仁糯米粥等。

孩子的运动以"不累"为标准。早晚可去室外活动，促进血液循环，加快新陈代谢，可以使孩子一天保持良好的精气神儿。但中午气温偏高，应尽量避免室外活动，特别是生病期间、身体发虚的孩子，室外炎热的天气会增加虚脱的发生率。发热的孩子，建议中午给予100毫升的生理盐水（矿泉水加一筷子尖的食用盐）。

※饮食重在清肺润燥

人们常说"秋老虎来啦"，这里的"秋老虎"就是说秋阳肆虐，好多天下不了一场雨，温度又特别高。秋燥加上夏天的余热，宝宝非常容易出现咽喉干痒、腹泻、便秘等脾肺失调的症状，清肺润燥就成为立秋这一节气的饮食重点，可选用芝麻、蜂蜜、银耳、乳品等具有滋润作用的食物。秋季空气中湿度小，皮肤容易干燥。因此，在整个秋季都应重视水分和维生素的摄入。

秋季为人体最适宜进补的季节，可为宝宝选用防燥不腻的平补之品，如茭白、南瓜、莲子、桂圆、黑芝麻、红枣、核桃等。脾胃虚弱、消化不良的宝宝可以食用莲子、山药、扁豆等。

3.营养美食

萝卜菠菜木耳汤 祛燥润肺

（6个月以上适用）

材料：白萝卜250克，菠菜250克，木耳20克，盐少许。

做法：

● 菠菜去掉枯叶，洗净；萝卜洗净，切小丁；木耳浸泡30分钟涨发后切丝备用。

菠菜润肠，萝卜通气，木耳纤维丰富，三味合一，成独具润肠通便、清除燥热功效的佳饮靓汤，可称得上孩子祛燥润肺的保健营养汤水。

● 在锅中加入水和涨发的木耳，大火烧开，再用小火焖酥。

● 放入萝卜，煮至酥烂后放入切碎的菠菜，烧滚锅开，加入少许盐即可。

适用：18个月前适宜饮用汤水，以汤代水，一日数次；18个月后可饮汤吃菜。

功效：祛燥润肺。

猪脊骨炖藕 益肾填髓

（8个月以上适用）

材料：猪脊骨1个，藕250克，精盐、葱段、生姜片、黄酒、味精各适量。

做法：

● 把猪脊骨洗净、剁碎，放沸水锅里焯一下，捞出。

夏季结束后，宝宝机体存在不同程度的脾胃功能减弱，此时若大量进食补品，特别是过于滋补的养阴食品，会进一步加重脾胃负担，便长期处于虚弱状态的胃肠无法承受，导致消化功能紊乱，腹胀、厌食、腹痛、腹泻等症状也会出现。所以，秋季宝宝应多饮水，适量吃水果、蔬菜，尤其重视对上呼吸道（如鼻咽部）的保护。若要进补，应在营养师或中医师指导下进行。

● 把藕去藕节和表皮，洗净，切片。

● 猪脊骨放在锅里，加水适量，用大火煮沸，撇掉浮沫，添加精盐、黄酒、葱段、生姜片，再用小火炖煮到肉离骨。

● 捞出骨头，拆掉肉，捅出脊髓；把脊髓、藕片放在汤中炖熟，去除葱、生姜即可。

食用：8个月以上可饮汤，也可以把藕片、肉末用粉碎机打碎后给宝宝适量食用。

功效：藕滋阴润肺，脊骨益肾填髓，补充钙质，健脑强身，适合立秋时节食用。

土豆肝泥 铁锌同补

（10个月以上适用）

材料：土豆1个，猪肝1块，生姜、青豆、盐、胡萝卜各少许。

做法：

●土豆泥制法：土豆洗净、削皮后切成薄片，放在锅内蒸10分钟至熟透（一定要蒸，不要煮），用勺子压成泥。

●猪肝洗净、切片，用牛奶浸泡1小时，洗净后用粉碎机打成浆，用漏勺漏掉膳食纤维，加鸡蛋清、少许盐（1岁以内不加盐）和生姜水搅拌均匀。

●锅内水烧开后将猪肝泥蒸8～10分钟拿出放凉。

●青豆和胡萝卜放在锅内，加点盐煮熟（青豆要煮得时间长点），捞出青豆和胡萝卜备用。

●把猪肝和土豆泥混合、拌匀，然后用模型把土豆猪肝泥压成心形或其他宝宝喜欢的造型。

功效：铁锌同补。肝脏类含有大量维生素A，有锌鼎力相助，维生素A的效果可以大大增强。

Rayman妈妈温馨提示

维生素C可促进铁锌的吸收，同类辅食有西蓝花拌肝泥、番茄肝泥配全麦面包、肝泥小丸子等。

清蒸鲈鱼 优质蛋白质+钙

（10个月以上适用）

材料：鲈鱼50克，植物油3克，生姜2片，葱、儿童酱油各适量。

做法：

●鲈鱼清理干净，葱、姜切丝备用。

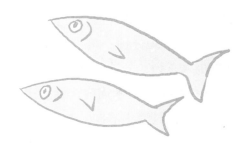

蒸鱼的火候非常重要：首先要水开后才把蒸鱼的盘子放入；其次，筷子在鱼身上能够插到底即可证明鱼已经熟了（鲈鱼如果蒸得时间太长，肉质就会变老，不易消化）；最后，建议使用儿童专用低盐酱油，市场上含有添加剂的酱油最好不用，会导致宝宝津液和身体器官的损伤。

白质和其他多种营养素，无刺且易消化。

- 将鱼肉放入蒸盘中，鱼身上下均匀撒上葱、姜丝，水开后入锅蒸10分钟左右。
- 取出鱼肉，去掉葱、姜丝。
- 植物油烧至七成热，放入葱、姜丝，加酱油和蒸鱼的汤汁调味。
- 将调料汁均匀地淋在蒸好的鱼肉上即可食用。

功效：鲈鱼可提供丰富的优质蛋

皮蛋蚕豆粥 帮助消化

（1岁以上适用）

材料：白术4克，皮蛋3个，蚕豆30颗，米酌量（4~6人份）。

做法：

- 白术洗净，浸泡一会儿，备用。
- 蚕豆去皮，洗净，用开水煮过，备用。
- 皮蛋切成小块，备用。
- 米放进锅内加水，米锅放至炉上，用小火煮；稍软后放进白术，再用小火煮约30分钟；再放进蚕豆，继续用小火煮约20分钟。
- 将皮蛋放进米锅内，续煮10分钟。

功效：对消化不良、食欲不振等有疗效。

白术味甘性温，可润肠健胃；皮蛋味甘性平，可助消化、清热；蚕豆味甘性平，健脾利湿。需要提醒家长的是，建议选择无铅皮蛋。

西芹百合腰果 清咽利胆

（1岁以上适用）

材料：西芹、百合、腰果、胡萝卜、姜末、油、盐、淀粉、香油各适量。

做法：

●西芹、胡萝卜切片，百合两朵，拆洗干净备用。

●水中放入少许盐和油，将西芹和胡萝卜焯水，过凉水备用。

●将腰果凉油下锅，慢慢炸成金黄色。

●锅内留油，放入姜末煸出香味，倒入西芹和胡萝卜片煸炒。

●倒入百合继续煸炒，并调入少许盐。

●放入炸熟的腰果，勾薄芡，淋入几滴香油，出锅盛盘即可。

功效：西芹清咽利胆，祛风散热，清肠利便，止咳，利尿，明目；而百合也具有安神的功效！腰果可以润肠通便，滋润肌肤。

Rayman妈妈温馨提示

秋季宝宝滋阴润肺的食物中，百合、莲子、山药、白扁豆、红枣、莲藕、黄鳝、枸杞子等都是不错的选择，具有润肺止咳、清心安神、祛除余暑等功效；另外，茯苓饼、芡实、山药、豇豆、小米等可促进脾胃功能的恢复。

十四、处暑：葵花添衣遍地黄

疾风驱急雨，残暑扫除空。

因识炎凉态，都来顷刻中。

......

——（宋）仇远《处暑后风雨》

1.节气特点

处暑节气在每年8月23日左右，此时太阳到达黄经150°。据《月令七十二候集解》说："处，去也，暑气至此而止矣。"意思是炎热的夏天即将过去了。

虽然处暑期间真正进入秋季的只是东北和西北地区，但其他地区受冷空气影响时也会空气干燥，并常常有风。若大气中有暖湿气流输送会形成秋雨，下雨过后，人们会感到较明显的降温，故有"一场秋雨一场寒"之说。处暑时节不仅气温下降，而且昼夜温差加大，雨后艳阳当空，人们往往对冷热变化不很适应，一不小心就容易引发呼吸道、肠胃炎、感冒等疾病，也有"多事之秋"之说。

2.保健要点

依照自然界的规则，秋天阴气增、阳气减，对应人体的阳气也随着内收，以贮存体内阳气。随着天气转凉，很多人会有懒洋洋的疲劳感，早上不爱起，白天不爱动，这就是"春困秋乏"中所指的"秋乏"。要保证睡眠充足，让宝宝在晚上10点前入睡，以比夏天增加1小时睡眠为好，并保证早睡早起。另外，适当午睡也有利于化解秋乏。

这一时节不必急于增加衣服。"春捂秋冻"之意是让体温在秋季时勿高，以利于收敛阳气。因为热往外走之时，必有寒交换进去。但是，晚上外出要增加衣服，以保护阳气。

特别要注意，不要让宝宝的肚脐受寒。肚脐部位的表皮最薄，皮下没有脂肪组织，但有丰富的神经末梢和神经丛，对外部刺激特别敏感，最容易穿透弥散。若防护不当，比如晚上睡觉暴露腹部，寒气很容易通过肚脐侵入人体。如果寒气直中肠胃，就会发生急性腹痛、腹泻、呕吐。

除了根据天气变化增添衣物、晚上睡觉注意覆盖腹部外，还可以按摩肚脐，方法是家长先将双手掌心搓热，然后上下重叠放在宝宝肚脐上，按顺时针和逆时针方向分别揉按100次。

3.营养美食

番茄鸡蛋面 综合营养

（8个月以上适用）

材料： 番茄50克，鸡蛋1个，儿童专用细面条20克，芝麻油或核桃油适量。

做法：

- 番茄洗净，用开水烫一下去皮，切小丁。
- 锅内倒入油，七成热时放入番茄丁，翻炒成酱。

番茄含有人体所必需的多种维生素和矿物质。番茄红素同时具有抗氧化功能，能有效清除自由基，减少其对机体的伤害，从而提高宝宝的免疫力。

● 锅中加入清水，滚开后放入细面条，继续煮3分钟。

● 将鸡蛋搅匀，倒入锅中搅成蛋花，出锅后点芝麻油或者核桃油。

食用：可作为辅食食用。

功效：全面提供宝宝所需综合营养。

竹荪老鸭汤 补虚养身

（8个月以上适用）

材料：鸭子半只，老姜3片，京葱1段，料酒20毫升，清水2升，干竹荪及盐适量。

做法：

● 将干竹荪用温水泡10分钟，洗净，切成1寸左右小段。

● 鸭子洗净后切成块，老姜拍扁，京葱切小段。

竹荪含有丰富的多种氨基酸、维生素、矿物质等，具有滋补强壮、益气补脑、宁神健体的功效；鸭肉是少有的凉性肉类，尤其适合内热体质的宝宝食用。

● 将鸭块和姜、葱一起放入锅内，倒入清水，没过鸭子；大火煮出血沫后捞出鸭子和姜、葱，用水冲净血沫，然后放入汤煲内。

● 汤煲内倒入2升清水，放入料酒，盖上锅盖大火煮开后转文火炖1小时。

● 提前20分钟将竹荪去头，反复浸泡4~5遍，以洗净泥沙。

● 1小时后打开锅盖，调入盐，然后倒入竹荪，盖上锅盖继续炖20分钟即可。

适用：8个月的宝宝建议只喝汤。

功效：补虚养身，适用于秋季小儿营养不良的调养。

吐司芋头夹 健胃润肠

（1岁以上适用）

材料：芋头3个，吐司8～10片，红糖600克，蜂蜜10克，油酌量。

做法：

● 芋头去皮，洗净，切片；将芋头片放进锅内，隔水蒸熟。

● 将熟芋加入红糖，搅拌成泥状，备用。

● 吐司做成对折状（不可折断），加进芋泥。

● 炒锅待热，放油，油热后放入吐司，用小火煎成金黄色即可。

食用：稍凉可蘸蜂蜜食之。

功效：强胃润肠，主治便秘等。

南瓜子糊 驱虫止咳

（1岁以上适用）

材料：南瓜子、蜂蜜适量。

做法：南瓜子煎服或炒熟吃，儿童一般用30克～60克，于早晨空腹时服，5～7天。另法是以南瓜子（去壳留仁）30克～60克，研碎，加开水、蜂蜜或糖调成糊状，空腹服。

功效：中医认为南瓜子味甘性平，入脾、胃、大肠经，具有驱虫止咳、和中止渴、产后增乳等功效，适用于驱杀绦虫、蛔虫等病症。南瓜子含丰富的蛋白质、脂肪油及维生素A、维生素B_1、维生素B_2、维生素C、维生素E，还含有胡萝卜素和锌、磷、钙等矿物质。据《四川中药志》记载：经常配花生仁、核桃仁共服可治疗营养不良、面色萎黄及小儿疳积。此外《安徽药材》记载能杀蛔虫。

山药莲子汤 健脾润肺

（1岁以上适用）

材料：新鲜山药、莲子各50克，龙眼干20克，银耳1小碗，去核红枣5颗，黄晶冰糖适量。

做法：

- 莲子用水泡软，银耳泡软后撕小片，山药切小块。
- 砂锅内加水与莲子，煮软后加山药、银耳、龙眼干、红枣煮5分钟。
- 加入冰糖，煮至溶化即可食用。

功效：山药和莲子具有健胃醒脾的功效，对于食欲不振、经常腹泻的孩子有不错的疗效；银耳养阴清热、止咳润肺，龙眼干和红枣则是很好的补血食物，同时对于阴虚血热的宝宝有很好的调理作用。

Rayman妈妈温馨提示

脾胃功能不是很好的宝宝，一开始添加的时候建议用粉碎机打成糊食用，随着消化功能的加强，逐渐过渡到小颗粒、小块状。

松仁茯苓饼 健脾宁心

（1岁以上适用）

材料：茯苓200克，粳米100克，糯米100克，芝麻、松仁各20克，冰糖适量。

做法：将茯苓、粳米、糯米磨成细粉，加松仁、芝麻、冰糖粉，加水适量，调成糊，以微火在平锅里摊烙成薄饼即可。

功效：茯苓甘淡，能健脾和中、宁心安神、利水祛湿，自古以来就是食疗保健的佳品，对于气虚体弱所致的心悸、气短、神衰、失眠以及浮肿、大便溏软等很有裨益。

Rayman妈妈温馨提示

茯苓忌与米醋同时服用。

十五、白露：秋雨降露白如银

西风飘一叶，庭前飒已凉。

风池明月水，衰莲白露房。

······

—— （唐）白居易《新秋》

1.节气特点

每年公历9月7日前后、太阳到达黄经165°时为白露节气。白露是反映自然界气温变化的节令，人们爱用"白露秋风夜，一夜凉一夜"的谚语来形容气温下降速度加快的情形。

《月令七十二候集解》对白露的诠释为"水土湿气凝而为露，秋属金，金色白，白者露之色，而气始寒也"。此时的天气，正如《礼记》中所云："凉风至，白露降，寒蝉鸣。"气象学表明：节气至此，由于天气逐渐转凉，白昼阳光尚热，然太阳一归山，气温便很快下降，至夜间空气中的水汽便遇冷凝结成细小的水滴，非常密集地附着在花草树木的绿色茎叶或花瓣上，呈白色，尤其是经早晨的太阳光照射，看上去更加晶莹剔透、洁白无瑕，煞是惹人喜爱，因而得"白露"美名。

仲秋天气逐渐转凉，是比较让人感觉舒适的节气。瓜果、蔬菜大量应季，家长在给苦夏宝宝贴秋膘的同时也要注意秋瓜坏肚。

白露为典型的秋季气候，容易出现口干、唇干、鼻干、咽干及大便干结、皮肤干裂等症状。

早晚温差大，应该及时添加衣被，否则极易患上感冒，而支气管炎、哮喘、消化性溃疡等慢性病患者也容易诱发或加重病情。

脚部分布着人体的6条重要经脉，并且脚远离心脏，血液循环最为不畅。所以，有"寒从脚起，热从头散"的说法。研究证实，双脚受凉是引发感冒、支气管炎、消化不良等病症的元凶。因此，白露时节应注意脚的保暖，鞋袜宜宽松、舒适、吸汗。

3.营养美食

浓汤西蓝花 增强免疫力

（6个月以上适用）

材料：西蓝花50克，配方奶20毫升，土豆20克，橄榄油5克，盐适量。

做法：

● 将西蓝花洗净剁碎；土豆洗净蒸熟，剥皮，切成小丁。

● 锅中倒入橄榄油，放入西蓝花和土豆丁翻炒均匀后加100毫升水，滚开后继续煮5~8分钟。

Rayman妈妈温馨提示

西蓝花的维生素A高居蔬菜类榜首，维生素C含量是番茄的4倍，同时铁、锌、硒的含量也非常丰富，具有增强肝脏解毒能力、提高机体免疫力的作用。

● 将煮好的西蓝花和土豆浓汤、配方奶、盐放入搅拌机打成糊状即可。

功效：提供多种维生素与矿物质。

鱼泥粥 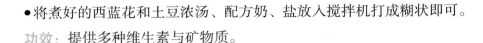 促进大脑发育

（8个月以上适用）

材料：新鲜三文鱼或其他海鱼、海虾、大米各适量。

做法：将海鱼或海虾煮熟后去刺（皮），切碎，放入已煮好的粥中再次煮开，温凉后喂食。

食用：鱼、虾过敏体质不宜食用。

功效：益气滋阳，提供生长所需的完全蛋白质。

Rayman妈妈温馨提示

海鱼中的肝油和体油DHA是宝宝大脑发育所必需的营养物质。以上几种食材鱼刺都比较少，容易挑干净。海虾补气效果比较好，适合阳气虚的宝宝食用。

麦冬桂圆宁神水 补气安眠

（8个月以上适用）

Rayman妈妈温馨提示

福州地区有"白露必吃龙眼"的传统，人们认为在白露这一天吃龙眼有大补身体的奇效。因为龙眼本身就有益气补脾、养血安神、润肤美容等多种功效，还可以治疗贫血、失眠、神经衰弱等多种疾病。而且白露之前的龙眼个个大颗，核小甜味，口感好，所以白露吃龙眼是再好不过的了。

材料：麦冬30克，桂圆15克，红枣8颗（去核），枸杞子10余粒。

做法：将原料洗净，和6碗水一起放入瓦锅中慢火煲1小时即可。

食用：一次喝不完，用消毒过的密封玻璃罐装好，放冰箱内冷藏保存，每天早晚各喝一次。可翻渣煲一次，汤水依然很甜。

功效：补气，宁神，助眠。

凉拌百合芹菜 提高黏膜免疫力

（10个月以上适用）

材料：芹菜250克，百合100克，胡萝卜100克。

做法：先将芹菜洗净、切段，胡萝卜切丝，百合用水泡发，然后分别在水中焯过。将以上3种食物一起拌匀。夏天加上少许醋以及适量食盐拌匀食用，冬日可以用适量油炒过食用。

功效：提高黏膜免疫力。

Rayman妈妈温馨提示

芹菜、百合和胡萝卜富含黏膜免疫需要的大量维生素和矿物质，尤其对肺热肺燥引起的干咳、热咳有疗效。

乳酪豌豆泥 补钙促生长

（1岁以上适用）

材料：新鲜豌豆300克，乳酪50克或配方奶粉10克，黄油10克，盐、胡椒粉各适量。

做法：

• 锅中加水，加一点儿盐，点火将水烧开。

• 下豌豆煮3分钟，或一直煮到豌豆变软。

Rayman妈妈温馨提示

冷冻新鲜豌豆所保留的营养成分远远超过罐头，而且它们也可使宝宝品尝到新鲜的滋味。家长可以添加更多的液体（水或配方奶），豌豆泥的稠度可以根据宝宝的口感自行调节。

• 用漏勺捞出豌豆，沥干。

• 将豌豆、乳酪、黄油、盐和胡椒粉放入一个搅拌器或大型食品处理器里搅磨成糊状，但仍可见细小豌豆碎粒。如果需要，用调料再调一下味道。

食用：做好后马上食用。

适用：纯豌豆泥适合6个月以上宝

宝，本配方适合1岁以上宝宝。

功效：豌豆富含赖氨酸，这是其他粮食所没有的。赖氨酸是人体必需氨基酸之一，是一种不可缺少的营养物质，能促进人体发育，增强免疫功能，并可增强中枢神经组织功能。

杏仁白果汤 舒缓气喘

（1岁以上适用）

材料：白果（银杏）50克，南杏仁（去皮）、北杏仁（去皮）各20克，黄晶冰糖或柿霜适量。

做法：将杏仁用纱布包上，与白果、南杏仁浸泡1小时；砂锅加入800毫升~1000毫升水，放入以上原料，小火煮1小时；取出北杏仁，加入冰糖或柿霜融化后即可食用。

食用：适合1岁以上有气喘史的宝宝食用。2岁以下的宝宝只喝汤，2岁以上肠胃功能健全后可全部食用。

功效：舒缓气喘。

Rayman妈妈温馨提示

银杏应季的时候是一道很好吃的小食，对止咳平喘功效卓著。北杏仁味苦，但是止咳功效好。煮好后一定要去掉北杏，只留南杏仁食用。这道膳食在宝宝哮喘发作、痰多咳嗽严重时非常适用。

十六、秋分：桂花收获香满园

金气秋分，风清露冷秋期半。

凉蟾光满，桂子飘香远。

……

—— （宋）谢逸《点绛唇》

1.节气特点

　　每年的9月22日或23日、太阳到达黄经180°时进入秋分节气。南方的气候由这一节气开始入秋。我国古籍记载："秋分者，阴阳相半也，故昼夜均而寒暑平。"秋分之"分"为"半"之意。从秋分这一天起，气候主要呈现三大特点：阳光直射的位置继续由赤道向南半球推移，北半球昼短夜长的现象将越来越明显，白天逐渐变短，黑夜变长（直至冬至日达到黑夜最长，白天最短）；昼夜温差逐渐加大，幅度将高于10℃以上；气温逐日下降，一天比一天冷，逐渐步入深秋季节。南半球的情况则正好相反。

2.保健要点

　　秋分节气已经真正进入到秋季，要防止外界邪气的侵袭。秋季天气干燥，主要外邪为燥邪。秋分之前有暑热的余气，故多见于温燥；秋分之后，阵阵秋风袭来，使气温逐渐下降，寒凉渐重，所以多出现凉燥。秋燥温与凉的变化，还与每个人的体质和机体反应有关。要防止凉燥就得坚持锻炼身体，增强体质，提高抗病能力。秋季锻炼重在益肺润燥。

秋属肺金，酸味收敛补肺，辛味发散泻肺，所以秋日宜收不宜散，要尽量少食葱、姜、八角、茴香等辛味之品，适当多食酸味甘润的果蔬，如黄瓜、番茄、冬瓜、白萝卜、胡萝卜、芹菜、菠菜及梨、苹果、葡萄、荸荠、甘蔗、柑橘、香蕉、柿子、菠萝、罗汉果、大枣等。同时秋燥津液易伤，引起咽、鼻、唇干燥及干咳、声嘶、皮肤干裂、大便燥结等燥症，宜多选用甘寒滋润之品，如百合、银耳、淮山、秋梨、莲藕、芝麻、鸭肉、莲子、蜂蜜、黄鱼、干贝、海带、海蜇等，以润肺生津、养阴清燥。

每日最好饮水或豆汤200毫升，不要急着"贴秋膘"，对脾胃不好的孩子，可咨询专业营养师后结合药膳进行调理。

3.营养美食

桂花红薯粥 润肠通便

（6个月以上适用）

材料：红薯、大米、玉米渣各适量，糖腌桂花少许。

做法：红薯切块（土豆、南瓜、芋头、山药均可），放入已煮好的大米、玉米渣粥中，加适量水煮熟，加入适量糖桂花（可在食品店中购买或用白糖、蜂蜜、新鲜的桂花蒸熟后搅

Rayman妈妈温馨提示

桂花中所含的芳香物质能够稀释痰液，促进呼吸道痰液的排出，具有化痰、止咳、平喘的作用；与粗粮中的蛋白质、淀粉、粗纤维、β-胡萝卜素以及少许铜和铁结合，能够缓急止痛、散血消瘀，并促进肠道秽浊物质的排泄。

拌腌制），调匀温凉后给宝宝食用。

食用：糖桂花宝宝6个月后食用，蜂蜜糖桂花宝宝1岁后食用。

功效：解除口干舌燥，润肠通便。

蓝莓山药泥 健脾补肺

（6个月以上适用）

材料：山药400克，蓝莓酱、草莓酱、桂花酱各适量。

做法：

●山药洗净、切段，上锅蒸熟后去皮备用。

●放入保鲜袋中用擀面杖压成泥，再放入蓝莓酱，用擀面杖擀匀。

●保鲜袋剪一小口，挤出蓝莓山药泥在盘中，上面用草莓酱、桂花酱点缀。

功效：健脾补肺，聪耳明目，助五脏，强筋骨，长智安神。

Rayman妈妈温馨提示

蓝莓中所含的花青素是世界上常见的41种水果、蔬菜中含量最高的，所以世界粮农组织将蓝莓列为世界五大健康食品之一。蓝莓被誉为"黄金浆果""果中之王"，日本称之为"视力果"，对用眼比较多的宝宝大有裨益哦！

鲜虾豆腐丸子 优质蛋白质

（9个月以上适用）

材料：北豆腐50克，鲜虾50克，蛋清20克，玉米淀粉10克，橄榄油3克，少量姜汁和精盐。

做法：

●将鲜虾洗净，剥取虾肉，去后背黑筋，剁成虾泥。

Rayman妈妈温馨提示

豆腐可以提供优质的动物蛋白、植物蛋白以及多种维生素和矿物质，也是铁和锌的良好来源。铁与免疫细胞的正常功能密切相关，锌可以直接作用于免疫系统，有效促进机体免疫力的提高。

- 将豆腐焯水后放入塑料袋，用擀面杖擀压成泥。
- 将蛋清、虾泥、玉米淀粉、橄榄油、精盐、姜汁依次加入豆腐泥中，顺时针搅拌至黏稠，用小勺子团成一个个小丸子，上大火蒸5~8分钟即可。

功效：可提供优质蛋白质、铁和锌。

琼脂山楂糕 健脾开胃

（10个月以上适用）

材料：山楂1000克，白糖800克，琼脂3克，冷水3升。

做法：

- 将山楂洗净、去核；把琼脂放入碗内，用开水浸泡2小时，备用。
- 将山楂、浸软的琼脂和冷水一同放入锅内，置于大火上煮至山楂烂、琼脂溶化。
- 用粉碎机将山楂捣成糊状，加入白糖搅拌均匀，用小火煮20~30分钟离火。
- 将煮好的山楂糊趁热倒入3厘米~4厘米厚的盘中，放凉后即成山楂糕。

功效：健脾开胃。山楂素有"色如胭脂甜似蜜，解腻消食有兼功"之美誉，特别适合秋季儿童开胃食用。

Rayman妈妈温馨提示

在秋分时节可适当多吃些辛酸味、甘润或具有降肺气功效的果蔬，特别是白萝卜、胡萝卜。秋分养生虽然以多吃辛酸果蔬为主，但也不可吃得太饱，以免造成肠胃积滞。需要注意的是，秋分后寒凉气氛日渐浓郁，脾胃不好、经常腹泻的孩子，水果吃多了容易诱发或加重病情。

凉拌油麦菜 化痰止咳

（1岁以上适用）

材料：黑芝麻酱、油麦菜、盐各适量。

做法：将黑芝麻酱用温开水调稀；油麦菜洗净，切成1厘米长的菜段。将切好的油麦菜放入碗里，倒入调好的黑芝麻酱，放入少许盐调味，还可以根据宝宝的口味再加点醋。

功效：清肺润肠，化痰止咳。

Rayman妈妈温馨提示

油麦菜具有清燥润肺、化痰止咳的功效，黑芝麻补肝肾、益精血、润肠燥。此辅食搭配对肠燥便秘的宝宝很有裨益。

蒜末芥蓝 润肠祛火

（1岁以上适用）

材料：芥蓝100克，蒜末、料酒、白糖、盐各适量。

做法：将芥蓝洗净，切成1厘米长的小段（尽量取叶子）；炒锅加热，入植物油，油热后放入蒜末与芥蓝叶，煸炒1～3分钟；加入少许盐和白糖、料酒即可起锅食用。

功效：润肠去火，提高免疫力。

Rayman妈妈温馨提示

芥蓝解毒利咽、顺气化痰、平喘，主治风热感冒、咽喉痛、气喘，并能预防白喉，秋末食用实属佳品。

十七、寒露：鸿雁南飞蟹正肥

萧疏桐叶上，月白露初团。

滴沥清光满，荧煌素彩寒。

……

——（唐）戴察《月夜梧桐叶上见寒露》

1.节气特点

每年公历的10月8日或9日、太阳到达黄经195°时为寒露。《月令七十二候集解》说："九月节，露气寒冷，将凝结也。"古代把露作为天气转凉变冷的表征，仲秋白露节气"露凝而白"，至季秋寒露时已是"露气寒冷，将凝结为霜了"。寒露时节，我国南岭及以北的广大地区均已进入秋季，东北和西北地区已进入或即将进入冬季。

2.保健要点

寒露以后，随着气温的不断下降，感冒是最易流行的疾病。在气温下降和空气干燥时，感冒病毒的致病力增强。因此要采取综合措施，积极预防感冒。

饮食应注意适当多食甘淡滋润的食物，既可补脾胃又能养肺润肠，还可防治咽干口燥等症。水果有梨、柿子、香蕉等，蔬菜有胡萝卜、冬瓜、藕、银耳及豆类、菌类、海带、紫菜等。早餐应吃温食，最好喝热药粥，因为粳米、糯米均有极好的健脾胃、补中气的作用，像甘蔗粥、玉竹粥、沙参粥、生地粥、黄精粥等。

秋天阳气渐收，阴气慢慢增加，阴寒食物要少吃。秋季水果除龙眼、葡萄、荔枝等，性味大多偏于寒凉，食用应适量，不可任意让宝宝纵腹，以免伤害脾胃阳气。西瓜、香瓜易损脾胃阳气，生菜沙拉等凉性食物、冷饮都要减少摄入。中医讲"寒凉伤脾"，中医讲的脾是消化、吸收功能，不只是脾脏的问题。如果吃寒凉的食物太多了，消化功能就不好了。建议秋季每天下午给孩子吃水果，上午吃伤气，下午吃去燥。适当吃橙子可预防感冒。

3.营养美食

栗子南瓜红枣泥 提高免疫力

（6个月以上适用）

材料：栗子50克，南瓜50克，红枣20克。

做法：

- 栗子去壳煮熟，南瓜切块，与红枣同时蒸熟。

Rayman妈妈温馨提示

栗子、南瓜维生素A、维生素E含量丰富。3种食物搭配，维生素C含量比苹果和番茄都要高。同时这些营养素都是高效抗氧化剂，常食可提高免疫力。

- 把栗子、南瓜放入塑料袋里，用擀面杖压成泥。
- 红枣挤出泥，去核，与栗子泥、南瓜泥加水调匀后即可食用。

功效：提高免疫力。

红枣莲子银杏粥 养阴润肺

（10个月以上适用）

材料：百合10克，去核红枣10枚，莲子10克，银杏5粒，粳米100克，冰糖适量。

做法：莲子先煮片刻，再放入百合、红枣、银杏、粳米，煮沸后改用小火煮至粥稠，加入冰糖稍炖即成。

功效：养阴润肺，健脾和胃。

Rayman妈妈温馨提示

寒露过后，天气迅速转凉，若全用凉补的食材来养阴润肺，对稚阴稚阳的宝宝来说就有失偏颇了。加入红枣和枸杞可调中食疗效果，同时银杏滋补润肺作用加强了寒露膳食的调养目的。

黄瓜玉米鸡蛋沙拉 健脑安神

（1岁以上适用）

材料：黄瓜1根，熟鸡蛋1个，玉米适量，沙拉酱或者酸奶适量。

做法：黄瓜切丝，熟鸡蛋切丁，玉米炒熟备用；将上述食材与沙拉酱或者酸奶搅拌均匀即可食用。

功效：健脑安神，补充多种维生素。

Rayman妈妈温馨提示

新鲜水果、蔬菜中含有的维生素C、维生素E配合鸡蛋中的脂溶性营养素，可促进机体的新陈代谢；同时黄瓜中含有的维生素B能够改善大脑和神经系统功能，有利于安神定志。

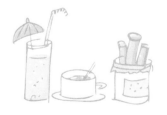

肉末炒茄丁 防止出血

（1岁以上适用）

材料：猪肉糜20克，茄子1个，葱花、儿童酱油各适量。

做法：茄子洗净，不要去皮，切丁；锅中入油爆香葱花，放入猪肉糜和儿童酱油煸炒1～2分钟；加入茄丁和少许水，小火焖3分钟即可。

功效：增强黏膜免疫力，防止出血。

Rayman妈妈温馨提示

茄子是为数不多的紫色蔬菜，在它的紫皮中含有丰富的维生素E和维生素P，在干燥寒凉的季节可软化和滋润微细血管，防止小血管出血；茄子中所含有的B族维生素对慢性胃炎和肾炎水肿的宝宝有一定的辅助食疗作用。

蛤蜊鸡汤 生津润燥

（1岁以上适用）

材料：蛤蜊10只，鸡肉200克，香菇1朵，嫩姜丝、精盐适量，热水3杯。

做法：香菇泡开切丝，鸡肉剁小块备用；在汤碗中装入所有材料，加盖高火煮15分钟即可。

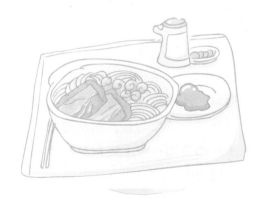

Rayman妈妈温馨提示

蛤蜊滋阴清热，蛋白质多又容易吸收，宝宝都爱吃；母鸡汤对增强黏膜免疫力很有裨益，两者搭配可以帮助病后体力快速恢复。

适用：1岁以上只喝汤，2岁以上可全部食用。

功效：益气生津，提高咽喉黏膜免疫力。

蟹黄豆腐 补骨添髓

（1岁以上适用）

材料： 北豆腐400克，蟹黄50克（咸蛋黄也可），蟹肉50克，香菜末15克，水淀粉10克，香油10克，葱、姜末、料酒、香醋、精盐、胡椒粉各适量。

做法：

- 将豆腐改刀成0.5厘米见方的丁，然后放入开水中反复泡两次，每次10分钟，除去豆腐苦味，再用清水漂洗，然后沥去水分。

- 炒锅上火烧热，放入熟猪油烧至六成热时入葱、姜末，爆香后放入蟹黄、蟹肉煸炒。

- 放入高汤、豆腐烧沸，加入料酒、精盐、香醋调味，最后用水淀粉勾芡，淋入香油，装碗后撒上胡椒粉和香菜末即成。

功效： 螃蟹含有丰富的蛋白质及微量元素，有清热解毒、补骨添髓、养筋活血、利肢节、滋肝阴、充胃液之功效，对身体有很好的滋补作用。

Rayman妈妈温馨提示

螃蟹性寒，所以要用香菜、葱、姜末、料酒和胡椒粉中和其寒性。另外，给宝宝食用最好用新鲜的蟹肉、蟹黄，切不可凉食、过夜、单独食用。

十八、霜降：芙蓉花落叶满天

登高吃酒久阑珊，开在篱头花又檀。

霜降尖团肥正美，囊悭惟有画中看。

—— （现代）吴藕汀《霜降》

1.节气特点

一般在每年公历的10月23日、太阳到达黄经210°时进入霜降节气。霜降含有天气渐冷、初霜出现的意思，是秋季的最后一个节气，也意味着冬天的开始。

2.保健要点

"一场霜露一场寒"，当家长和孩子观察到路边和窗棂上有一层白霜的时候，预示着已经到了季秋，气温会下降得很快，寒冷的空气扑面而来。如果这个时候没有及时注意给宝宝添加衣物，宝宝很容易着凉，随之会出现伤风、干咳、口渴、皮肤干燥、大便干结等肺胃失润的症状。所以，季秋的育儿重点是在及时增加衣物的同时滋阴润燥。

3.营养美食

霜降时节，保健尤为重要，民间有谚语"一年补透透，不如补霜降"，足见这个节气对我们的影响。此时宜平补，要注意健脾养胃，调补肝肾，可多吃健脾、养阴、润燥的食物，玉米、萝卜、栗子、秋梨、百合、蜂蜜、淮山、奶白菜、牛肉、鸡肉、泥鳅等都不错。

酸枣茯苓水 补血养肝

（4个月以上适用）

材料：酸枣仁15克，茯苓12克。

做法：将酸枣仁、茯苓用水煮10分钟（瓷锅）放温后服用。

食用：每日当水饮用。小婴儿可让母乳妈妈饮用。

功效：有健脾益气、养心安神的效果。

Rayman妈妈温馨提示

对于神经发育较弱（尤其是妈妈怀孕期间吃了大量含有阿斯巴甜等影响神经发育的添加剂）的夜哭郎，有滋养、修复、镇静、舒缓的作用。

奶香雪花糕 补钙开胃

（8个月以上适用）

材料：配方奶400毫升，土豆粉（栗子粉、太白粉均可）100克，冰糖粉、椰蓉粉各适量。

做法：

- 将土豆粉与冰糖粉加入配方奶中，边加边搅拌，充分搅拌均匀备用。
- 将搅拌均匀的奶液小火加热，煮至糊状。
- 将奶糊倒入模具，自然放凉成型。

红枣银耳羹 补血润肺

（8个月以上适用）

材料：去核红枣10克，发透银耳30克。

做法：红枣与银耳入盅同炖，水开后转小火炖15分钟关火。

食用：温后食用。

功效：滋阴清热，润肠通便，补血。

胡萝卜炖牛肉 增强黏膜免疫力

（1岁以上适用）

材料：牛肉200克，胡萝卜2根，姜2片，枸杞子10粒，葱末、盐、料酒、白糖、醋各适量。

做法：

● 牛肉切1厘米见方小丁，胡萝卜切丁备用。

● 热锅入油与葱花爆香，放入牛肉粒煸炒至变色。

● 从模具中倒出，粘上椰粉即可食用。

食用：肠胃不适和正在服用消炎药的宝宝不宜食用。

功效：补钙开胃。本辅食富含钙元素，有助于骨骼发育，还可帮助铁的吸收，改善贫血等症状。

β-胡萝卜又称为"维生素A原"，为脂溶性维生素，需要和油脂结合才可以发挥其最大效用。维生素A的一个重要作用就是维持皮肤黏膜的完整性，维持和促进免疫功能，当宝宝出现揉眼睛、咽喉黏膜红肿、咳嗽、嘴巴干涩的时候，就需要在饮食中增加富含维生素A的食物了。

- 加入胡萝卜、姜片翻炒片刻，加入料酒和热水，小火焖50分钟。
- 加盐、白糖、醋调味即可出锅。

功效：增强黏膜免疫力。

柿饼陈皮粥 健脾止泻

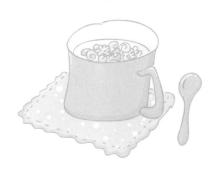

（1岁以上适用）

材料：柿饼2个，陈皮2片，糯米60克。

做法：将糯米、陈皮、柿饼同入锅内煮成稀粥。

食用：每日1次，连服3日。

功效：柿饼主治胸腹胀满、呕吐、咳嗽、痰多等症。柿饼陈皮粥能增大其补脾益气作用和止泻作用。

方中柿饼是柿果加工而成的饼状食品，味甘涩，性平，可润肺、涩肠、止血；陈皮味苦辛，性温，可理气、化痰、燥湿，主治胸腹胀满、呕吐、咳嗽、痰多等症。二者与糯米合用煮粥，能增大其补脾益气作用和止泻作用。同时柿饼外面的白霜（中药柿霜）具有清肺润喉的作用，对于咽干喉痛、口舌生疮等均有良好的食疗效果。口腔溃疡的宝宝需用番茄、草莓切小丁拌柿霜后服用效果较好。有口疮的宝宝可以涂抹在口疮上慢慢含服；患鹅口疮的宝宝需要每日增加大蒜粥1次（2瓣熟蒜）。柿霜清甜可口，甜度是蔗糖的1/3，容易被大多数宝宝接受。

甘蔗萝卜饮 滋阴降火

（1岁以上适用）

　　材料：甘蔗、白萝卜、百合各15克。

　　做法：将甘蔗、白萝卜去皮，榨成汁，各取半杯；将百合煮烂后混入两汁即可。

　　食用：每日临睡前给宝宝服用。

　　功效：具有滋阴降火的功效，适用于虚火偏旺、咽喉干燥、面红、手足心热的宝宝。

Rayman妈妈温馨提示

对夜晚睡眠咳嗽的宝宝很有裨益。

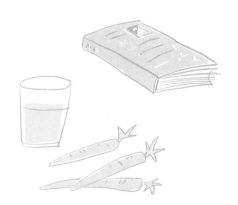

十九、立冬：修剪收葱地始冻

（11月7日或8日开始的15天）

细雨生寒未有霜，庭前木叶半青黄。

小春此去无多日，何处梅花一绽香。

——（宋）仇远《立冬即事二首》

1.节气特点

每年公历的11月7日或8日，太阳到达黄经225°时进入立冬节气。古时民间习惯以立冬为冬季开始，《月令七十二候集解》中说："立，建始也"，又说："冬，终也，万物收藏也！"意思是说秋季作物全部收晒完毕，收藏入库，动物也已藏起来准备冬眠。看来，立冬不仅仅代表着冬天的来临，还有万物收藏、归避寒冷的意思。

我国幅员广阔，除全年无冬的华南沿海和长冬无夏的青藏高原地区外，其他地区的冬季也并不都是于立冬日同时开始的。立冬与立春、立夏、立秋合称"四立"，在古代社会中是个重要的节日，这一天皇帝会率领文武百官到京城的北郊设坛祭祀。即使是现在，人们在立冬之日也要庆祝。在我国南方，立冬人们爱吃些鸡鸭鱼肉，许多家庭会炖麻油鸡、四物鸡来补充能量。在我国北方，特别是北京、天津的人们爱吃饺子。为什么立冬吃饺子？因为饺子是来源于"交子之时"的说法。大年三十是旧年和新年之交，立冬是秋冬季节之交，故"交子之时"的饺子不能不吃。

2.保健要点

冬属阴，以固护阴精为本，宜少泄津液。故冬宜"去寒就温"。必须经常保持脚的清洁干燥，袜子勤洗勤换，每天坚持用温热水泡脚，同时按摩和刺激双脚穴位。此外，选一双舒适、暖和轻便、吸湿性能好的鞋子也非常重要。预防寒冷侵袭是必要的，但不可暴暖，尤忌过厚穿着，烘烤腹背，暴暖大汗。

天冷的时候，多数家长都会把孩子蜗居在暖和的室内，一旦出门，冷风刺激，皮肤毛孔就会缩小，非常容易把热气淤积在体内，所以建议家长平时或出门前用室温的冷水给宝宝洗手洗脸，以增强宝宝自身免疫力。这点是非常必要的育儿护理方法。

冬季室内空气污染程度比室外严重数十倍，应注意常开门窗通风换气，以清洁空气，健脑提神。

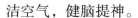

冬日阳气肃杀，夜间尤甚，因此要"早卧迟起"。早卧以养阳气，迟起以固阴精。

从立冬开始，寒冷气候影响人体的内分泌系统，以增加机体的御寒能力，这样就造成人体热量散失过多。因此，立冬时节的营养应以增加热能为主，在食物的选择上可考虑增加一些高蛋白的牛肉、鱼、鸡等肉类食物或豆制品，选用富含矿物质、维生素的芝麻、蜂蜜、银耳等食物原料。冬季有大量蔬果上市，多吃冬季当令的蔬果——如萝卜、绿叶蔬菜、芋头、南瓜、黄瓜、梨等，这些当令水果蔬菜都具有清火润肺的作用，应让孩子多吃。

宝宝的机体各系统和器官发育不完善，对气候的变化尤其敏感。他们的鼻喉黏膜娇嫩，鼻腔干燥，易出现喉部发痒，甚至出现干咳，累及上呼吸道，引发感染；同时皮肤干燥，汗液蒸发较快，较容易上火，大便干硬，应安排润燥生津、清热解毒及助消化的食物。可以适当多食用一些甘寒汁多的食物，如甘蔗、香蕉、柿子等各类水果，蔬菜可多食胡萝卜、冬瓜、银耳、莲藕以及各种豆类及豆制品等，以润肺生津。其中，柚子是最佳果品，可以防止冬季最容易出现的口干、皮肤粗糙、大便干结等冬燥现象。

幼儿易感口渴，应多补充水分。冬日虽排汗、排尿减少，但大脑与身体各器官的细胞仍需水分滋养，以保证正常的新陈代谢。冬季一般每日补水不应少于2000毫升。幼儿的最佳饮料是温开水。清凉饮料、冰淇淋、可口可乐、咖啡、茶水、果奶以少饮或不饮为宜，糖果和甜食以餐前少吃为佳，以免影响食欲和正常进餐。

3.营养美食

大麦茶 暖胃健脾

（出生即可饮用）

材料：大麦适量。

做法：

● 把大麦淘洗干净，放在筛子里晒干。

● 晒时上面放一层纱布防灰尘，晒好后就可以炒了。

● 炒时要注意火候不能太大，锅热转小火。一定要小火，火大了外面的皮糊了里面还没好。炒至焦黄即可，饮时用热水冲泡。

功效：据《本草纲目》记载："大麦味甘性平，有去食疗胀、消积进食、平胃止渴、消暑除热、益气调中、宽胸大气、补虚劣、壮血脉、益颜色、实五脏、化谷食之功。"

Rayman妈妈温馨提示

在大麦茶中含有人体所需的17种微量元素、19种以上氨基酸，同时还富含多种不同的维生素以及不饱和脂肪酸、蛋白质和膳食纤维，而且几乎没有任何副作用，可作为冬季健脾暖胃、清热去火的首选保健饮料，尤其适合风寒性腹泻但心火肝热、肺热的宝宝。

大麦茶是韩国和日本妈妈用作应对婴儿腹泻的家庭常备饮品，宝宝吃完食物后还可用大麦茶嗽口哦。

八宝粥 补心益气

（8个月以上适用）

材料：大米、黑米、紫米、糯米、玉米碎粒、桂圆、绿豆、花生、红枣、葡萄干、红腰豆、川贝、枸杞、莲子、芡实、桂圆、百合片、黑豆、核桃、冰糖等。

做法：把需要浸泡的材料先泡上，需要洗净的材料洗干净；将全部材料放入锅里，加水，然后慢火煨煮至粥状即可。

功效：补心血，益气血，对贫血、脾虚食少、腹泻的孩子效果好。对妈妈产后补乳和血也有一定的效果。

Rayman妈妈温馨提示

宝宝1岁之前不可以加燕麦、荞麦、薏米等硬性食材。

荸荠白萝卜粥 清肺润燥

（8个月以上适用）

材料：荸荠2个，白萝卜1根，大米100克。

做法：白萝卜去皮、切丁；大米煮成粥后放入荸荠和白萝卜丁同煮5分钟即可。

食用：消化力弱、脾胃虚寒的宝宝不宜食用。

功效：清肺止咳，滋阴润燥。

Rayman妈妈温馨提示

最宜咳嗽多痰、咽干喉痛、消化不良、大小便不利的宝宝食用；对于便秘、小便赤黄异味、尿路感染的宝宝均有一定功效，而且还可预防流脑及流感的传播。

海带烧豆腐 补碘补钙

（1岁以上适用）

材料：水发海带丝，北豆腐，豌豆丁、香油、料酒、盐各少许。

做法：取少许高汤煮沸，加入水发海带丝煮软；北豆腐切成小块，与豌豆丁一起放入高汤锅中，上盖小火焖5分钟；滴入香油及料酒，加少许盐起锅。

功效：补碘补钙。

虾皮萝卜丝软饼 润肺整肠

（1岁以上适用）

材料：面粉250克，热水、白萝卜丝、虾皮、香葱、熟猪油、盐、黑芝麻、白芝麻各适量。

做法：

- 虾皮、香葱入油锅烹炒至金黄，放凉备用。
- 热水中加少许盐，与虾皮、熟猪油一起倒入面粉中搅拌成糊状。
- 平铁锅小火涂抹上少许油，用小勺将面糊倒入，平摊均匀，撒上黑白芝麻，煎至两面金黄即可。

功效：润肺、整肠、补钙、通便。

番薯小煎饼 益气生津

（1岁以上适用）

材料：红薯400克，糯米粉200克。

做法：

●红薯切小丁用锅蒸熟，取出，趁热用勺子压成薯泥。

●往薯泥里加入适量的糯米粉，使之拌成柔软不沾手的粉团。粉要慢慢加入，先用勺子拌，后用手搓，以感觉粉团的黏度。

●将粉团压平，置于平底锅上，慢火煎至两面金黄熟透即可。番薯饼煎熟后会较未熟的金黄通透，且饼内会稍微鼓起。

功效：补中和血，益气生津，宽肠胃，通便秘。

Rayman妈妈温馨提示

俗话说"春吃花、夏吃叶、秋吃果、冬吃根"，根菜是指以肉质根为食用部分的蔬菜，包括红薯、萝卜、山药、土豆等。与其他类蔬菜相比，根菜的农药残留较少，价廉物美，并且营养价值丰富。冬天是根菜大量上市的季节，更该多吃这些"大块头"。糯米虽滋阴，但性质黏腻，不宜多食。

二十、小雪：残菊飘雪犁耙开

终南阴岭秀，积雪浮云端。

林表明霁色，城中增暮寒。

——（唐）祖咏《终南望余雪》

1.节气特点

每年公历的11月22日或23日、太阳到达黄经240°时进入小雪节气。此时，我国广大地区东北风开始成为常客，气温逐渐降到0℃以下，但大地尚未过于寒冷。虽开始降雪，但雪量不大，故称"小雪"。此时阳气上升、阴气下降而致天地不通，阴阳不交，万物失去生机，天地闭塞而转入严冬。

2.保健要点

这个季节宜吃的温补食物有羊肉、牛肉、鸡肉等；宜吃的益肾食物有腰果、芡实、山药、栗子、白果、核桃等。

寒冷气候使得人体尿液中肌酸的排出量增多，脂肪代谢加快，而合成肌酸及脂酸、磷脂在线粒体内氧化释放出热量都需要甲基。蛋氨酸通过转移作用可提供一系列适应寒冷气候所必需的甲基。因此，在冬季应多摄取含蛋氨酸较多的食物，如芝麻、葵花子、酵母、乳制品、叶类蔬菜等。

医学研究表明，人怕冷与饮食中矿物质缺少很有关系。所以建议宝宝冬季应多摄取根茎类蔬菜，如胡萝卜、百合、山芋、藕及青菜、大白菜等，因为蔬菜的根茎里所含矿物质较多。

钙在人体内含量的多少可直接影响人体的心肌、血管及肌肉的伸缩性和兴奋性，补充钙可提高机体御寒性。含钙较多的食物有虾皮、牡蛎、花生、蛤蜊、乳类食物等。

3.营养美食

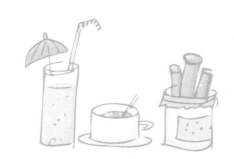

胡萝卜汁 补充维生素A

（6个月以上适用）

材料：胡萝卜1根，橄榄油少许。

做法：将胡萝卜洗净去皮，切片放入锅内，滴入橄榄油，煮开后5～8分钟关火。

食用：凉温后粉碎成泥汁食用。现煮现饮。

功效：促进机体正常生长发育，维持上皮组织，防止呼吸道感染，保持视力正常，治疗夜盲症和眼干燥症等。咽喉黏膜免疫力下降的冬季更要注意维生素A的摄取。

Rayman妈妈温馨提示

胡萝卜中的β-胡萝卜素为脂溶性维生素A的前体，与油脂结合后更利于人体吸收。推荐食谱：牛肉炖胡萝卜、炒胡萝卜片等。

核桃姜汁粥 补气养血

（8个月以上适用）

材料：核桃5克，姜3～5片，大米30克。

做法：熟核桃打成粉，与姜、大米同煮后食用。

功效：补气养血，促进血液循环，使气色红润。

Rayman妈妈温馨提示

适合虚寒体质或受寒后的宝宝补血。

虾蓉蒸蛋 提供完全蛋白质

（8个月以上适用）

材料：九节虾1只，芦笋少许，家养土鸡蛋1个，凉开水适量。

做法：

Rayman妈妈温馨提示

中等大小的鲜虾对宝宝来说，算大了。蛋白质摄入过多不适合宝宝娇嫩的肠胃功能，家长切忌给宝宝食用过多蛋白质食物。

• 将虾剥出肉，去后脊背黑色虾线后切成蓉；芦笋磨蓉。

• 鸡蛋打入碗中，在打散的蛋液中加入2个鸡蛋壳量凉开水。

• 将虾蓉、芦笋放入蛋液中打匀，蒸器盖盖，入锅蒸8～10分钟即可。

功效：完全蛋白质所含的必需氨基酸种类齐全，数量充足，比例适当。这一类蛋白质不但可以维持人体健康，还可以促进生长发育。奶、蛋、鱼、肉中的蛋白质都属于完全蛋白质，而不完全蛋白质和半完全蛋白质则不具有促进生长发育的功能。

豆腐开会 钙铁锌同补

（9个月以上适用）

材料：北豆腐50克，鸭血豆腐50克，儿童低盐酱油5克，醋、白糖、食盐各适量。

做法：

● 把北豆腐和鸭血豆腐切成1厘米见方的小丁，放到开水里焯一下。

● 葱切末，姜切薄片，香菜切末。

● 高汤倒入锅里烧开，放入豆腐丁、鸭血丁、葱末、姜片，加入酱油、盐、醋、白糖（1岁以下的宝宝不放调味品），用淀粉勾芡，出锅前撒上香菜即可。

功效：钙铁锌同补。鸭血中的血红素铁是吸收最高的补血食品，同时鸭血具有净化肠道、促进有毒物质排出的作用。

蘑菇炒油菜 多种营养素

（10个月以上适用）

材料：蘑菇（草菇、香菇、平菇、口蘑、松蘑、冬菇等）、新鲜油菜、葱姜末、料酒、盐、白糖各适量。

做法：蘑菇洗净切丁，小油菜洗净切碎；热锅加油爆香葱姜末，加入蘑菇丁煸炒片刻，再放入油菜碎叶，加入料酒、盐、白糖翻炒片刻即可出锅（1岁以下的宝宝不放调味品）。

功效：提高多种高效能营养素。

苏游凤髓汤 润燥止咳

（1岁以上适用）

材料：松子仁100克，胡桃仁200克，蜂蜜50毫升。

做法：松子仁、胡桃仁去皮壳，研碎末待用；蜂蜜放入锅中，加入松子仁末和胡桃仁末，边熬边搅拌，至浓稠起锅，待凉即可。

食用：1～3岁食用量每日30克～50克，每日3次，饭后半个小时左右用温开水送服效果最好。3岁以上每日最多80克。

功效：此汤具有润燥止咳的功效，适用于肺中燥热、干咳无疾、久咳不愈等病症。

Rayman妈妈温馨提示

蜂蜜不加热侧重滋阴，加热后侧重"和""缓"功效。中药中常用蜜炙的方法配药，以和缓药性。用在这里，主要是和缓松子和核桃的食性，使之更融合配伍，如妈妈、爸爸酒后肠胃不适，建议用热水冲蜂蜜。蜂蜜一次不要给宝宝摄入过量，一小咖啡勺足够，否则会过于甜腻，过甘则生湿。

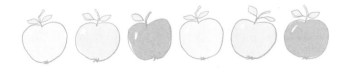

二十一、大雪：寒梅地冻温室暖

时和岁稔似熙丰，腊月仙京大雪中。

殿阁园林都莹彻，云河不是水晶宫。

——（宋）王仲修《宫词》

1.节气特点

通常在每年公历12月7日或8日、太阳到达黄经255°时进入大雪节气。《月令七十二候集解》说："至此而雪盛也。"这时我国大部分地区的最低温度都降到了0℃或以下。往往在强冷空气前沿冷暖空气交锋的地区会降大雪，甚至暴雪。可见，大雪节气是表示这一时期降大雪的起始时间和雪量程度，它和小雪、雨水、谷雨等节气一样，都是直接反映降水的节气。

2.保健要点

大雪是进补的好时节，素有"冬天进补，开春打虎"的说法。冬令进补能提高人体的免疫功能，促进新陈代谢，使畏寒的现象得到改善。冬令进补还能调节体内的物质代谢，使营养物质转化的能量最大限度地贮存于体内，有助于体内阳气的升发。

此时宜温补助阳，补肾壮骨，养阴益精。冬季食补应供给富含蛋白质、维生素和易于消化的食物。大雪节气前后，柑橘类水果大量上市，像南丰蜜橘、官溪柚子、脐橙、雪橙都是当家水果，适当吃一些可以防治鼻炎、消痰止咳。

冬季以藏肾为主，家长要为迎接宝宝春季的生发（主要是长个儿）作准备。

五谷为养。中国的饮食结构中，各种粗粮、谷类、麦类（麦类建议健康宝宝1岁以后添加，因为亚系人种麸质过敏的概率在1岁以上大幅度降低）、豆类为固本培元、补中益气的根本。黄色食物入脾经，多数五谷杂粮为黄色食材，同时含有大多数维生素B，也被称为谷物维生素（国内也有叫做谷维素的），滋养、发育、镇静（针对呕吐和胃亢进、总感觉饿的宝宝）、修复（针对腹泻、输液、吃药等损伤肠胃和咽喉黏膜的宝宝）的食疗作用非常显著。这也是推荐生病和免疫低下的宝宝多喝杂粮粥的原因（尤其是被称为"赛人参"的小米粥油）。

黑色、紫色的食物为冬季补骨增骨髓的重点，如黑米、黑豆、黑芝麻、黑木耳、紫菜、海带、海苔、黑加仑、乌骨鸡等，建议冬季每天给宝宝少量添加。

3.营养美食

松仁芝麻糊 补肾润肠

（6个月以上适用）

材料：黑芝麻20克，松子10克，粳米100克。

做法：将炒熟的黑芝麻、松子、粳米一起用粉碎机研磨成细粉。食时取细粉加小火煮，边煮边搅拌成糊状即可，也可以用开水冲服。

功效：补肾黑发，润肠通便，同时提供大量优质蛋白质和钙、铁、锌等矿物质。

Rayman妈妈温馨提示

可以根据宝宝的口味适量添加冰糖，以黄晶冰糖或红糖为宜，不建议给宝宝添加蔗糖或砂糖。

香菇鸡肉粥 预防流感

（8个月以上适用）

材料：新鲜香菇1朵，鸡胸脯肉50克，大米适量。

做法：将香菇、鸡肉清洗后切成末，一起放入锅中用油煸炒一下，然后与大米（也可以用小米、玉米渣，1岁以上可以用麦片）一起熬粥。

食用：温凉后喂食。

功效：提高免疫力，预防流感。

鸡刨豆腐 提供优质蛋白质

（10个月以上适用）

材料：北豆腐1块，鸡蛋1个，盐、胡椒粉、葱、植物油、蒜蓉各适量（1岁以下的宝宝不加调味品）。

做法：

●将锅烧热，加油，放入葱花等煸炒出香味。

●将豆腐放入锅内，用勺子将豆腐刨碎，刨碎以后继续煸炒一会儿。

●加上盐、胡椒粉等佐料，再加上蒜蓉，然后加入适量的水焖一会儿，用勺子在豆腐的周边轻轻地动一动，免得豆腐糊锅。

●等到汤汁儿不多了的时候，浇入打散的鸡蛋继续翻炒片刻。

●将炒好的豆腐轻轻地放入碗中，倒扣盘中，放上一点香菜叶点缀。

功效：提供优质蛋白质。

枸杞核桃粥 滋肝养肾

（10个月以上适用）

材料：核桃20克，枸杞子5～6粒，米200克。

做法：核桃压碎与米同煮成粥，加枸杞子焖5分钟后即可。

功效：滋肝养肾、益智健脑，提高机体免疫功能。

椰香黑米粥 补气养血

（1岁以上适用）

材料：黑米200克，冰糖1大匙，椰汁1/2杯。

做法：

- 黑米洗净，泡水2～3小时，取出，稍微沥干水分。
- 放入深锅中，加水煮开，转小火边煮边搅拌约30分钟至完全糜烂。
- 加入冰糖继续煮1～2分钟至冰糖完全溶化。
- 熄火，待温度稍降，加入椰汁调匀即可。

功效：黑米具有益气、养血、生津、健脾胃的作用，适用于产后、病后以及婴幼儿及中老年人等一切气血亏虚、津液不足、脾胃虚弱者服用。气血亏虚明显的宝宝在煮黑米时加入10枚大枣，补益气血的功效更佳。

番茄炖牛腩 营养全面

（1岁以上适用）

材料：番茄3个，牛腩350克，葱、姜、料酒、盐各适量。

做法：

• 牛腩过水，去血沫，葱、姜爆锅炒牛腩；肉紧后喷料酒、放盐，再炒。

• 加水（不要加酱油）或者高汤（水不要多了，没过肉一点儿就可以了），转高压锅，上气后小火压20分钟。

• 番茄去皮切丁，用葱末小火炒成番茄酱。

• 牛腩压好了倒到番茄酱里焖15分钟，让牛腩吸收番茄的味道。

• 根据宝宝口感调味。

功效：富含维生素和动物蛋白，营养全面，老幼适宜。

Rayman妈妈温馨提示

大雪节气后天气越发寒冷，也即将进入隆冬，进补的东西吃得太多会让食物滞留在肠胃中，阻碍本身就遇冷受到刺激的肠胃功能。番茄炖牛腩是一道非常适合的温补佳肴。

二十二、冬至：瑞雪防冻兆丰年

天时人事日相催，冬至阳生春又来。

刺绣五纹添弱线，吹葭六管动飞灰。

……

—— （唐）杜甫《小至》

1.节气特点

冬至是24节气中最早制定出的一个，时间在每年的公历12月21日至23日之间，这一天是北半球全年中白天最短、夜晚最长的一天。

冬至是中国农历中一个非常重要的节气，也是中华民族的一个传统节日，俗称"冬节""长至节""亚岁"等。各地在冬至时有不同的风俗，北方地区有冬至宰羊、吃饺子、吃馄饨的习俗；南方地区在这一天则有吃冬至米团、冬至长线面的习惯，而苏南人在冬至时则吃大葱炒豆腐。

2.保健要点

冬至是养生的大好时机，主要是因为"气始于冬至"。因为从冬季开始，生命活动开始由盛转衰，由动转静，此时科学养生有助于保证旺盛的精力而防早衰。冬至时节饮食宜多样，谷、果、肉、蔬合理搭配，适当选用高钙食物。

冬季是藏肾的季节，肾乃先天之本，肾藏精，主生长发育。冬季只有蕴藏足够的肾气，春天才能健康生长发育。黑色食物一般都是固肾的，如黑芝麻、黑米、黑豆、黑木耳等黑色食物，不但营养丰富，且多有补肾、防衰老、保健益寿、防病治病、乌发美容等独特功效。经大量研究表明，黑色食物保健功效除与其所含的三大营养素、维生素、微量元素有关外，其所含黑色素类物质也发挥了特殊的积极作用。如黑色素具有清除体内自由基、抗氧化、降血脂、抗肿瘤、美容等作用。黑色食物营养与保健功能是十分明显的。据测定，黑米中含有人体需要的18种氨基酸，还有含量很高的铁、钙、锰、锌等矿物质与天然色素，经常食用可显著提高人体血色素和血红蛋白的含量，对心血管系统起保健作用，且有利于儿童发育。

3.营养美食

三根汤 预防感冒

（6个月以上适用）

材料： 热三根汤（风寒感冒）：葱白、香菜、白菜根手指粗细各1份；凉三根汤（风热感冒）：葛根、茅根、芦根各10克。

做法： 将所有材料放入砂锅内焖煮5~8分钟，时间不宜过长。

功效： 促进新陈代谢，预防感冒。

Rayman妈妈温馨提示

风寒症状：咳嗽、喷嚏、流涕、痰稀少、舌苔薄白，适用热三根汤；风热症状：发热流涕、痰鸣、咳嗽黄痰、日重夜轻，小便黄赤，大便干燥，适用凉三根汤。

五仁粉 益智健脑

（8个月以上适用）

材料：芝麻、核桃、杏仁、松子、花生5种坚果。

做法：以上5种坚果经过合理配比，春夏为2：2：1：2：4，秋冬为2：2：2：2：3，280℃高温烤箱预热10分钟，烤熟，去湿，去油，用擀面杖粉碎、碾压、过细成粉即可。如果没有烤箱就不要加花生。花生过敏的孩子去掉花生。

适用：8～12个月每日5～10克，1～3岁每日10～20克。可以拌饭，拌粥，甚至做点心馅，家长可以自由发挥。

功效：益智健脑，补钙铁锌。

Rayman妈妈温馨提示

秋冬季润燥要因人、因症、因时、因地而给予不同的膳食。以北京秋冬为例，天气比较干燥，好多孩子肺热导致咳嗽、咽喉肿痛、支气管炎症、上呼吸道感染，所以加大甜杏仁比例，补钙的同时对预防和缓解宝宝秋燥很有帮助！仁类干果不可多吃，以避免摄入大量的油脂，引起消化不良或腹泻。

桂圆栗子粥 补气健脾

（8个月以上适用）

材料：大米适量，桂圆20克，栗子100克。

Rayman妈妈温馨提示

阴虚内热的宝宝建议加麦冬、玉竹10克同煮。

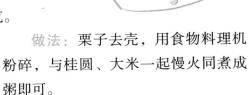

做法：栗子去壳，用食物料理机粉碎，与桂圆、大米一起慢火同煮成粥即可。

功效：补气健脾，强壮筋骨。

蜂蜜、醋、香油饮 消炎止咳

（1岁以上适用）

材料：蜂蜜、醋、香油各少许。

做法：将蜂蜜、醋、香油按1:1:1比例混合饮用。

食用：咽喉红肿的宝宝每次1茶匙，徐徐咽下（越慢越好），每日3次。

功效：舒缓镇静，消炎止咳，治疗便秘。

Rayman妈妈温馨提示

此味道酸甜可口，一般孩子是不会拒绝的。此方对夜咳、久咳也很有帮助。

猪肉胡萝卜海带丝 清热解毒

（1岁以上适用）

材料：水发海带丝150克，瘦猪肉丝50克，胡萝卜丝30克，蒜头2瓣，葱、盐、料酒、油各适量。

做法：海带丝洗净，葱切段；油热倒入蒜头、胡萝卜丝、猪肉丝煸香，倒入海带丝旺火快炒，最后放入葱段及调味料即可。

食用：牙齿未长全、咀嚼功能不好的宝宝可以用粉碎机粉碎成糊后当辅食食用。

功效：清热解毒，提供多种维生素和矿物质。

Rayman妈妈温馨提示

胡萝卜和海带丝的完美搭配，不仅对钙和各种营养素的吸收沉积很有裨益，同时对眼睛干涩和皮肤粗糙干燥有很好的食疗效果。

胡椒猪肚汤 健脾暖胃

（1岁以上适用）

材料：白胡椒、猪肚、味精、盐、白芝麻和酱油各适量。

做法：

• 猪肚反复用水冲洗干净。

• 白胡椒打碎，放入猪肚内，并留少许水分。

• 把猪肚头尾用线扎紧，慢火煲1小时以上，至猪肚酥软，加盐调味即可。

食用：1岁的小宝宝可以粉碎机粉碎成糊，调到米粥里食用。

功效：健脾暖胃，可以用于治疗胃寒、心腹冷痛，对风寒引起的胃寒、腹泻、呕吐、清涕等情况有很好的食疗效果。

Rayman妈妈温馨提示

白胡椒的药用价值稍高一些，调味作用稍次，它的味道相对黑胡椒来说更为辛辣，因此散寒、健胃功能更强。其实，这道汤煲成以后呈现牛奶般的乳白色，不仅浓厚暖心，具有不一般的饮食药疗效果，而且还非常美味，可以作为冬天的一道家常菜。

二十三、小寒：寒冬积肥腊月天

窗竹悠悠度晚风，浓香醇酒小寒中。

玉人尚作桃花色，我辈苍颜何惜红。

——（宋）郑刚中《呈范茂直时在豫章》

1.节气特点

小寒从每年公历1月5日至7日、太阳位于黄经285°时开始。它与大寒、小暑、大暑及处暑一样，都是表示气温冷暖变化的节气。《月令七十二候集解》："十二月节，月初寒尚小，故云。月半则大矣。"小寒的意思是天气已经很冷，中国大部分地区小寒和大寒期间一般都是最冷的时期，小寒一过就进入"出门冰上走"的三九天了。

2.保健要点

中医认为寒为阴邪，最寒冷的节气也是阴邪最盛的时期。从饮食养生的角度讲，要特别注意在日常饮食中多食用一些温热食物，以补益身体，防御寒冷气候对人体的侵袭。日常食物中属于热性的食物主要有鳟鱼、辣椒、肉桂、花椒等；属于温性的食物有糯米、高粱米、刀豆、韭菜、茴香、香菜、荠菜、芦笋、芥菜、南瓜、生姜、葱、大蒜、杏、桃、大枣、桂圆、荔枝、木瓜、樱桃、石榴、乌梅、香橼、佛手、栗子、核桃仁、杏仁、羊肉、猪肝、猪肚、火腿、狗肉、鸡肉、羊乳、鹅蛋、鳝鱼、鳙鱼、鲢鱼、虾、海参、淡菜、蚶、酒等。

　　冬季饮食忌黏硬生冷，所以营养方面提倡晨起服热粥，晚餐宜节食，以养胃气。特别是羊肉粥、糯米红枣百合粥、八宝粥、小米牛奶冰糖粥等最适宜。

3.营养美食

蛋黄豌豆糊 补肾健脾

（6个月以上适用）

　　材料：生鸡蛋1个，嫩豌豆黄适量。

　　做法：鲜豌豆蒸熟（一定不要煮）去皮，入粉碎机或装保鲜袋压制成泥；鸡蛋煮熟，取蛋黄，与豌豆泥调和成泥即可。

　　功效：理中益气，补肾健脾，和五脏，生津髓，消烦止渴。

Rayman妈妈温馨提示

冬季蔬菜品种较少，宝宝胃口也较差，容易缺乏营养。豌豆下来的季节，可以洗净后装入冰箱冷冻保存，不影响其营养。豌豆与富含氨基酸的物质（例如蛋黄）一起烹调可明显提高辅食的营养价值。

柠檬蜂蜜（冰糖）水 提高免疫力

（6个月以上适用）

　　材料：新鲜柠檬1个，蜂蜜或冰糖适量。

　　做法：

　　●1岁以下：新鲜柠檬（2片或者1/4个）榨汁，加入不超过37℃的温水200毫升和适量冰糖即可。

●1岁以上：新鲜柠檬（2片或者1/4个）榨汁，加入不超过37℃的温水200毫升和适量蜂蜜即可。

食用：胃酸宝宝不适用，或者减少用量（1片）。

功效：预防感冒，提高免疫力。

Rayman妈妈温馨提示

最好是新鲜柠檬，干柠檬片味道有了，维生素C却大量流失。建议晚上睡觉前喝1杯，或者天黑以后喝，因为柠檬感光，白天喝了，晒太阳后容易起斑。

建议单独喝柠檬水，柠檬排毒清热效果不错。不要和奶粉、奶制品在一起吃，牛奶含有丰富的蛋白质，而柠檬汁为酸性，会使蛋白质在胃中凝结成块，吸收不了，从而降低了牛奶和果汁的营养价值。

鸡内金红豆粥 健脾开胃

（8个月以上适用）

材料：鸡内金粉3克，红小豆20克，粳米20克，冰糖、炒熟的黑芝麻各适量。

做法：红小豆、粳米洗净倒入锅内，大火煮沸后转小火再煮半小时；加入鸡内金、冰糖适量，搅拌均匀后煮沸即可。

Rayman妈妈温馨提示

冬季活动量减少，新陈代谢减缓，很多宝宝都会出现积食现象。鸡内金是卫生部公布的药食两用食物，安全性高，而且是适用于小宝宝，同时也有助于排石的药膳。

适用：纯红豆粥适合6个月至1岁的宝宝，红豆饭适合1岁以上的宝宝。

功效：健脾养胃，化瘀通经，化坚消食。红豆富含维生素B_1、维生素B_2、蛋白质及多种矿物质，有补血、利尿、消肿、促进心脏活化等功效。

沙参玉竹银耳薏米汤 滋阴润肺

（10个月以上适用）

材料：北沙参10克，玉竹5克，银耳10克，薏米50克，蜜枣2~4个，姜3片。

做法：北沙参、玉竹、银耳、薏米浸泡1小时，与其他配料入砂锅，水开后转小火，炖制1~2小时即可。

功效：滋阴润肺，养胃生津，清肺化痰。

萝卜羊肉汤 驱寒润肠

（10个月以上适用）

材料：白萝卜、羊腿肉、姜、香葱、香菜、青蒜、盐、料酒各适量。

做法：

• 羊肉切块，焯水洗净。

• 白萝卜分两份，一份切大块，一份切和羊肉同等大小的滚刀块；姜拍松，葱挽结，香菜洗净切碎。

• 取砂锅，放入羊肉、姜、葱和足量的水以及萝卜块。

• 大火烧开后去浮沫，调入料酒，改小火炖1小时后取出萝卜块。

• 放进切成滚刀块的萝卜，调入盐，再炖30~40分钟，至萝卜酥烂，起锅时撒入香菜即可。

功效：驱寒，润肠，助消化。白萝卜之所以具有良好的助消化作用，是因为其含有芥子油及助消化作用的淀粉酶、木质素，其中木质素被胃肠道吸收后还可激发巨噬细胞的活力，提高机体的免疫力；白萝卜中含有的干扰素诱生剂，能刺激胃肠黏膜产生干扰素，起到抗病毒感染、抑制肿瘤细胞增生的作用。

柠檬冬瓜条 滋阴润肺

（1岁以上适用）

材料：冬瓜1/2个，柠檬1个，蜂蜜1勺。

做法：

● 冬瓜去皮、去瓤后切小手指粗细的条（取外面那层硬点的部分最佳，里面那圈软的都不要）。

● 锅里烧开水，把切好的冬瓜条放进去煮至七分熟（水开了过一下就可以，如果是给脾胃虚弱的孩子吃可以多煮一会儿）。不要煮得太烂，否则吃起来影响口感。

● 煮好的冬瓜条过凉水拔凉后会变得透明，很漂亮。往冬瓜条里加柠檬汁，基本没过冬瓜条就可以了。

● 根据喜欢的甜度加蜂蜜，等蜂蜜溶化以后尝一下柠檬汁的甜度。

● 找一个带盖的瓷器把拌好的瓜条放进去，盖上盖子在冰箱保鲜层放一个晚上就可以了。没有盖的瓷器可以加一层保鲜膜在上面，以防止串味。尽量不要用金属容器，因为柠檬酸很容易和金属发生反应。

功效：滋阴润肺，清降胃火。

Rayman妈妈温馨提示

虚寒体质的孩子也可以加进几颗泡软的大枣、枸杞，增加一点色彩，还可以尝试用果酱来做。

二十四、大寒：岁末辞旧过大年

我有云泉邻渚山，
山中茶事颇相关。
……
大寒山下叶未生，
小寒山中叶初卷。
……

——（唐）皎然《顾渚行寄裴方舟》

1.节气特点

大寒是24节气中的最后一个节气，每年公历1月20日前后、太阳到达黄经300°时进入大寒节气。《月令七十二候集解》："十二月中，解见前（小寒）。" 大寒是天气寒冷到极点的意思，这时寒潮南下频繁，是中国大部分地区一年中最冷的时期，风大，低温，地面积雪不化，呈现出冰天雪地、天寒地冻的严寒景象。

2.保健要点

大寒节气的保健要着眼于藏，这样才有利于安度冬季。要注意保暖，外出时一定给孩子加穿外套，戴上口罩、帽子、围巾。早晚室内要通风换气。室内取暖时最好有加湿器，以保持室内湿度。要多喝白开水，补充体内水分。可让孩子坚持脸部、手部、足部的冷水浴法，以增加机体的抗寒能力。

3.营养美食

山药枣泥 补铁健脾

（6个月以上适用）

材料：山药、红枣泥各适量。

做法：山药洗净切段，入蒸锅蒸熟，放凉后去皮，入保鲜袋用擀面杖压碎成泥，加入红枣泥搅拌均匀即可。

食用：内热的宝宝不建议食用。

功效：对大便溏软、食欲不佳、面色苍白的宝宝非常有益。

Rayman妈妈温馨提示

山药最好选择手指粗细的山药，质量相对较好。1岁以上肌肉虚软的宝宝，建议加入适量乳酪调和，味道和营养更佳！

黄豆羊肝泥 养肝明目

（10个月以上适用）

材料：黄豆100克，羊肝60克，牛奶200毫升，黄酒1汤勺，盐、姜汁各适量。

做法：羊肝用牛奶浸泡2小时去腥，用豆浆机打成肝糊，细筛去掉筋膜，加入1勺黄酒、盐（1岁以下不加盐）、姜汁，上锅大火蒸10分钟；黄豆煮熟后加少量水打成豆糊，将蒸好

Rayman妈妈温馨提示

黄豆一定要煮熟了食用，如果没熟透，食用后可能会拉肚子（家长可以先品尝是否熟了）。对于宝宝不同生长发育期间的不同需求，家长可以变换着花样做，黄豆羊肝汤、羊肝炒黄豆、羊肝拌黄豆等。用熟黄豆和羊肝一起做菜，闻起来有一种特殊的豆香味，宝宝特别喜欢。

的肝泥放入豆浆机中搅拌均匀后即可食用。

功效：养肝明目，健脾养血。羊肝里含有丰富的铁、磷、蛋白质、卵磷脂和微量元素，同时羊肝甘苦性温，可明目；大豆味甘性平，可健脾宽中、润燥消水、清热解毒、补益身体。两者结合，尤其适合体虚、营养不良的宝宝。

北沙参炖鸡 养阴清肺

（10个月以上适用）

材料：鸡腿2个，去核红枣2颗，沙参50克，姜2片，葱白1段，盐适量。

做法：砂锅装水，除盐外其他食物全部放入砂锅内，水量大概没入食物上线半个手指肚（第一节）；大火烧开后，转小火炖至熟烂（1~2小时），出锅点盐（1岁以下不加盐）即可食用。

食用：10个月以下宝宝喝汤即可。

功效：养阴清肺，祛痰止咳。

Rayman妈妈温馨提示

养阴清肺、祛痰止咳的北沙参与温中益气、补髓添精的鸡肉相配而成，可为人体提供丰富的营养成分，具有补脾胃、养阴液的功效，适用于食欲不振、消化不良、乏力、四肢无力、肺热燥咳、久咳、小便频繁的宝宝。咳嗽的孩子尽量选老母鸡，对咽喉黏膜免疫效果好。

Rayman妈妈温馨提示

风雪又一年，过年的时候人多嘈杂，宝宝神经极度亢奋，摄入食物数量较多，种类复杂，极易发生脾胃不合的情况。茯苓酸奶就是这个时期比较适合的辅食。茯苓建议选择云茯苓熟粉即可。

茯苓酸奶 健脾利湿

（10个月以上适用）

材料：酸奶200毫升，熟茯苓粉10克。

做法：将酸奶、熟茯苓粉均匀搅拌在一起给宝宝服用。

功效：茯苓具有健脾利湿的功效，酸奶含有大量活性乳酸菌，可刺激宝宝分泌消化液，有助于消化，还能促进食欲。两者的功效都益于肠胃，对于冬季活动量少引起的脾虚不运的神倦少食、腹泻肠鸣之症非常有益。

爽口萝卜 下气消食

（1岁以上适用）

材料：白萝卜1根，白糖、白醋、盐、黑芝麻各少许。

做法：

●白萝卜去皮洗净，用削片器擦成薄片，加入少许盐，拌匀，放置20～30分钟。这个过程可去掉萝卜的生涩味。

Rayman妈妈温馨提示

"冬吃萝卜夏吃姜，不劳医生开药方"，白萝卜另一个经典方是完成前两步后加蜂蜜150克，用小火煮沸调匀，放冷后服食。蜂蜜萝卜饮适用于消化不良、反胃、呕吐、干咳痰少等。

●20~30分钟后萝卜片已变软，被盐逼出好多水分。把水倒掉，用凉白开水把萝卜洗一遍，再把水倒掉。

●加入白糖和白醋调味，拌匀。糖和醋可多放，具体要看宝宝的口味。

●再放置半小时左右，撒上黑芝麻，酸甜爽口的萝卜就可以吃了。

功效：下气消食，除痰润肺，解毒生津，和中止咳，利大小便。白萝卜煮食可治肺萎、肺热吐血、气胀食滞、饭食不消化、痰多、口干舌燥、小便不畅、酒毒；生食捣汁服用则可止消渴，治吐血、衄血、声嘶咽干、胸膈饱闷、大小便不畅。可在餐前进食开开胃，亦可在餐后享用解油腻，更是闲暇时的零嘴儿。

烧双菇 增强免疫力

材料： 水发香菇、鲜蘑菇等量，植物油、水淀粉、盐、姜末、鲜汤、香油各适量。

做法： 香菇、鲜蘑菇洗净切片；炒锅烧热入油，下双菇煸炒后，放姜末继续煸炒，使之入味，加入水烧滚；放盐，用水淀粉勾芡，淋上香油，装盘即可。

食用： 8个月以上小宝宝可用粉碎机粉碎。

功效： 补益肠胃，化痰散寒。这道菜可增强机体免疫功能。

Rayman妈妈温馨提示

香菇富含B族维生素、铁、钾、维生素D原（经日晒后转成维生素D），味甘，性平，主治食欲减退、少气乏力，经常食用对预防因缺乏维生素D而引起的血磷、血钙代谢障碍导致的佝偻病有益，还可预防人体各种黏膜及皮肤炎症，有咳嗽、咽喉炎症和扁桃体问题的孩子，尤其应每日摄入香菇。

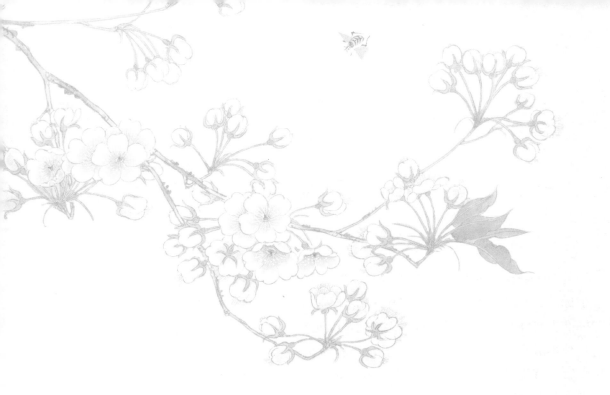

附录

一、0～3岁儿童生长发育参考值

对于我国儿童体格发育（身高、体重、头围等）情况的评价目前主要依据两个标准，一个标准是《2005年中国九市城区7岁以下儿童体格发育测量值》，这个标准主要针对婴幼儿期喂养方式不确定的儿童，也就是说，无法确切地知道出生后是纯母乳喂养还是人工喂养或混合喂养的儿童采用这个标准进行比较、评价；出生后，特别是0~6个月纯母乳喂养的儿童选用《世界卫生组织儿童生长标准（2006年）》进行比较、评价。

1. 《2005年中国九市城区3岁以下儿童体格发育测量值》

此测量值是2005年在哈尔滨、北京、西安、武汉、南京、上海、福州、广州、昆明九市及其郊区农村对138775名7岁以下儿童所作体格发育调查的结果，是评价中国儿童发育状况的新的参考标准。

年龄组	男童		女童	
	体重（千克）	身高（厘米）	体重（千克）	身高（厘米）
初生~3天	3.33 ± 0.39	50.4 ± 1.7	3.24 ± 0.39	49.7 ± 1.7
1个月~	5.11 ± 0.65	56.8 ± 2.4	4.73 ± 0.58	55.6 ± 2.2
2个月~	6.27 ± 0.73	60.5 ± 2.3	5.75 ± 0.68	59.1 ± 2.3
3个月~	7.17 ± 0.78	63.3 ± 2.2	6.56 ± 0.73	62.0 ± 2.1
4个月~	7.76 ± 0.86	65.7 ± 2.3	7.16 ± 0.78	64.2 ± 2.2
5个月~	8.32 ± 0.95	67.8 ± 2.4	7.65 ± 0.84	66.2 ± 2.3
6个月~	8.75 ± 1.03	69.8 ± 2.6	8.13 ± 0.93	68.1 ± 2.4

年龄组	男童		女童	
	体重（千克）	身高（厘米）	体重（千克）	身高（厘米）
8个月~	9.35 ± 1.04	72.6 ± 2.6	8.74 ± 0.99	71.1 ± 2.6
10个月~	9.92 ± 1.09	75.5 ± 2.6	9.28 ± 1.01	73.8 ± 2.8
12个月~	10.49 ± 1.15	78.3 ± 2.9	9.80 ± 1.05	76.8 ± 2.8
15个月~	11.04 ± 1.23	81.4 ± 3.2	10.43 ± 1.14	80.2 ± 3.0
18个月~	11.65 ± 1.31	84.0 ± 3.2	11.01 ± 1.18	82.9 ± 3.1
21个月~	12.39 ± 1.39	87.3 ± 3.5	11.77 ± 1.30	86.0 ± 3.3
2.0岁~	13.19 ± 1.48	91.2 ± 3.8	12.60 ± 1.48	89.9 ± 3.8
2.5岁~	14.28 ± 1.64	95.4 ± 3.9	13.73 ± 1.63	94.3 ± 3.8
3.0岁~	15.31 ± 1.75	98.9 ± 3.8	14.80 ± 1.69	97.6 ± 3.8

2.《2006年世界卫生组织母乳喂养3岁以下体格发育参考值》

此参考值是世界卫生组织（WHO）用6年的时间在巴西、加纳、印度、挪威、阿曼及美国这6个国家，依据以母乳喂养为基础的8440名在无烟环境中生长的健康儿童的观察实测数值所制定的5岁以下儿童生长标准，也是当今世界各国的新标准。

年龄组	男童		女童	
	体重（千克）	身高（厘米）	体重（千克）	身高（厘米）
初生~3天	3.34 ± 0.15	49.9 ± 1.9	3.23 ± 0.14	49.1 ± 1.9
1个月~	4.47 ± 0.13	54.7 ± 1.9	4.19 ± 0.14	53.7 ± 2.0
2个月~	5.57 ± 0.12	58.4 ± 2.0	5.13 ± 0.13	57.1 ± 2.0
3个月~	6.38 ± 0.12	61.4 ± 2.0	5.85 ± 0.13	59.8 ± 2.1
4个月~	7.00 ± 0.11	63.9 ± 2.1	6.42 ± 0.12	62.1 ± 2.2
5个月~	7.51 ± 0.11	65.9 ± 2.1	6.90 ± 0.12	64.0 ± 2.2
6个月~	7.93 ± 0.11	67.6 ± 2.1	7.30 ± 0.12	65.7 ± 2.3
?7个月~	8.30 ± 0.11	69.2 ± 2.2	7.64 ± 0.12	67.3 ± 2.3
8个月~	8.62 ± 0.11	70.6 ± 2.2	7.95 ± 0.12	68.7 ± 2.4
9个月~	8.90 ± 0.11	72.0 ± 2.2	8.23 ± 0.12	70.1 ± 2.4
10个月~	9.16 ± 0.11	73.3 ± 2.3	8.48 ± 0.12	71.5 ± 2.5

年龄组	男童		女童	
	体重（千克）	身高（厘米）	体重（千克）	身高（厘米）
11个月~	9.41 ± 0.11	74.5 ± 2.3	8.72 ± 0.12	72.8 ± 2.5
12个月~	9.65 ± 0.11	75.7 ± 2.4	8.95 ± 0.12	74.0 ± 2.6
13个月~	9.87 ± 0.11	76.9 ± 2.4	9.17 ± 0.12	75.2 ± 2.6
14个月~	10.10 ± 0.11	78.0 ± 2.5	9.39 ± 0.12	76.4 ± 2.7
15个月~	10.31 ± 0.11	79.1 ± 2.5	9.60 ± 0.12	77.5 ± 2.7
16个月~	10.52 ± 0.11	80.2 ± 2.6	9.81 ± 0.12	78.6 ± 2.8
17个月~	10.73 ± 0.11	81.2 ± 2.6	10.02 ± 0.12	79.7 ± 2.8
18个月~	10.94 ± 0.11	82.3 ± 2.7	10.23 ± 0.12	80.7 ± 2.9
19个月~	11.14 ± 0.11	83.2 ± 2.8	10.44 ± 0.12	81.7 ± 3.0
20个月~	11.35 ± 0.11	84.2 ± 2.8	10.65 ± 0.12	82.7 ± 3.0
21个月~	11.55 ± 0.11	85.1 ± 2.9	10.85 ± 0.12	83.7 ± 3.1
22个月~	11.75 ± 0.11	86.0 ± 2.9	11.06 ± 0.12	84.6 ± 3.1
23个月~	11.95 ± 0.11	86.9 ± 3.0	11.27 ± 0.12	85.5 ± 3.2
2岁~	12.15 ± 0.11	87.1 ± 3.1	11.48 ± 0.12	85.7 ± 3.2
2岁1个月~	12.35 ± 0.11	88.0 ± 3.1	11.69 ± 0.12	86.6 ± 3.3
2岁2个月~	12.55 ± 0.12	88.8 ± 3.2	11.89 ± 0.12	87.4 ± 3.3
2岁3个月~	12.74 ± 0.12	89.6 ± 3.2	12.10 ± 0.12	88.3 ± 3.4
2岁4个月~	12.93 ± 0.12	90.4 ± 3.3	12.31 ± 0.13	89.1 ± 3.4
2岁5个月~	13.12 ± 0.12	91.2 ± 3.4	12.51 ± 0.13	89.9 ± 3.5
2岁6个月~	13.30 ± 0.12	91.9 ± 3.4	12.71 ± 0.13	90.7 ± 3.5
2岁7个月~	13.48 ± 0.12	92.7 ± 3.5	12.90 ± 0.13	91.4 ± 3.6
2岁8个月~	13.66 ± 0.12	93.4 ± 3.5	13.09 ± 0.13	92.2 ± 3.6
2岁9个月~	13.83 ± 0.12	94.1 ± 3.6	13.28 ± 0.13	92.9 ± 3.7
2岁10个月~	14.00 ± 0.12	94.8 ± 3.6	13.47 ± 0.13	93.6 ± 3.7
2岁11个月~	14.17 ± 0.12	95.4 ± 3.7	13.66 ± 0.13	94.4 ± 3.8
3岁~	14.34 ± 0.12	96.1 ± 3.7	13.85 ± 0.13	95.1 ± 3.8

注：24月龄前为卧位身长，24月龄后为立位身高。

二、0～6岁生理症候量表

眼	1	有眼屎	□是
	2	眼屎比较多	□是
	3	眼睛有红血丝	□是
	4	爱揉眼睛	□是
	5	眼白发蓝	□是
耳	6	耳后有小疙瘩	□是
口	7	口腔异味	□是
	8	口腔溃疡	□是
	9	舌苔白色较厚	□是
	10	舌苔黄色较厚	□是
	11	舌苔少而红	□是
	12	舌苔干燥	□是
	13	地图舌	□是
	14	嘴唇颜色发白发青	□是
	15	嘴唇颜色樱桃红	□是
	16	嘴唇发紫红	□是
	17	牙齿发黑	□是
	18	牙龈红肿	□是
鼻	19	容易流鼻血	□是
	20	流清白鼻涕	□是
	21	流脓白鼻涕	□是
	22	流稀黄鼻涕	□是
	23	流脓黄鼻涕	□是
脸	24	脸色黄白不均	□是
	25	脸色发黄或灰	□是
	26	有白色斑块	□是
	27	眼角有青筋	□是

大便	51	大便发臭发酸	□是
	52	大便颜色发黑	□是
	53	有干头（先干后黏）	□是
	54	完全干（呈球状）	□是
	55	黏便盆不容易清洗	□是
	56	放屁多	□是
	57	大便非常吃力	□是
	58	一次解一段	□是
	59	绿色次多量少	□是
	60	黄色酸味泡沫	□是
	61	灰白便	□是
	62	有恐惧感	□是
	63	1日4次以上	□是
	64	3日1次	□是
	65	便臭带黏液	□是
	66	蛋花样	□是
	67	豆腐渣样	□是
	68	水样大便	□是
	69	鲜红色血便	□是
	70	果酱样大便	□是
小便	71	黄色较重	□是
	72	气味较重	□是
	73	有泡沫	□是
	74	赤红色	□是
	75	每日5次以下	□是
其他	76	饭后肚子疼	□是
	77	喜欢吃肉类	□是

皮肤	28	皮肤干燥起皮	□是	78	不喜欢吃菜	□是
	29	经常起红色小疙瘩	□是	79	饮食结构不合理	□是
	30	容易起湿疹	□是	80	手心脚心发热	□是
	31	摸上去比较粗糙	□是	81	上火容易起疙瘩	□是
	32	经常有小疙瘩	□是	82	容易脱臼	□是
	33	容易过敏	□是	83	吃得多不长肉	□是
	34	经常有红色疱疹	□是	84	喜欢吃冷食	□是
	35	黄白不均	□是	85	喜欢吃热食	□是
	36	触手松弛柔软	□是	86	容易腿疼	□是
睡眠	37	来回翻、打转	□是	87	容易急躁	□是
	38	惊叫哭泣	□是	88	容易出现呼吸道问题	□是
	39	撅着屁股	□是	89	容易干咳	□是
	40	磨牙	□是	90	容易湿咳	□是
	41	吃手指	□是	91	容易有痰咳不出来	□是
	42	张嘴睡觉	□是	92	身高不达标	□是
	43	入睡困难	□是	93	体重不达标	□是
	44	睡后2个小时出汗	□是	94	身高超标	□是
	45	容易惊醒	□是	95	体重超标	□是
指甲	46	薄而脆	□是	96	五迟五软	□是
	47	凹陷	□是	97	摄盐量高	□是
	48	有白点	□是	98	摄糖量高	□是
	49	有白色絮状物	□是	99	添加剂食物摄入过多	□是
	50	有棱	□是	100	其他	□是

备注：五迟：立迟、行迟、发迟、齿迟、语迟。五软：头软、项软、口软、手软、足软。

2012年6月1日成表

计分原则："是"计1分，没有症状不计分

您的孩子在20分以下　绿灯　身体健康状况良好

您的孩子在21～40分　黄灯　身体健康状况出现问题

您的孩子在41～60分　橙灯　健康状况需要马上调整

您的孩子在61分以上　红灯　需要家长特别关注

三、日常食物四性五味表

日常食物四性表（0～3岁）

	4～6个月	6～12个月	1～3岁
温	大米、小米、羊奶	糯米、洋葱、雪里蕻、韭菜、蒜薹、香菜、青椒、南瓜、牛肉、鸡肉、狗肉、田鸡、蜗牛、蚕蛹、鲫鱼、草鱼、胖头鱼、带鱼、黄鱼、鳝鱼、海水虾、淡水虾、海参、梨、桃、杏、杏仁、大枣、山楂、椰子、杨梅、樱桃、山竹、石榴、蓝莓、栗子、松子、开心果、白糖、红糖、醋。	小麦、燕麦、苡米、芡实、荞麦、红薯、魔芋。
热		榴莲、荔枝、龙眼、番荔枝、羊肉、枸杞子、大葱、小葱、姜、青辣椒等。	胡椒、花椒等香辛料
寒		白萝卜、荸荠、百合、空心菜、芦笋、木耳菜、竹笋、蕨菜、茼蒿、豆瓣菜、冬瓜、苦瓜、西葫芦、草菇、海带、紫菜、石花菜、梨、葡萄、香蕉、橙子、柚子、西瓜、哈密瓜、柿子、猕猴桃、柠檬、枇杷、罗汉果、杨桃、蓝梅、盐、酱油。	仙人掌、兔肉、鸭肉、海蟹、河蟹、蛤、田螺、海螺、桑葚。
凉		莲藕、菠菜、芹菜、生菜、莴笋、芥蓝、苤蓝、茭白、绿豆、香椿、茄子、西蓝花、番茄、黄花菜、四棱豆、黄瓜、苹果、草莓、山竹。	芦荟、驴肉、田鸡、蜗牛、奶酪（工艺好的可提前到7个月）。
平	牛奶	玉米、胡萝卜、土豆、山药、红小豆、蚕豆、芸豆、芋头、鸡蛋、鲤鱼、鲈鱼、鲇鱼、平鱼、三文鱼、圆白菜、白菜、小白菜、油菜、黄豆、豌豆、四季豆、菜花、丝瓜、平菇、金针菇、猴头菇、松蘑、口蘑、鸡腿菇、香菇、黑木耳、银耳、竹荪、鸡纵、酸奶、芒果、菠萝、木瓜、无花果、金橘、枸杞、火龙果、腰果、榛子、葵花子、南瓜子、西瓜子、莲子、花生。	黑米、紫米、猪肉、鹌鹑、鸽子、乌鸡、燕窝、鱼翅、鲍鱼、鱿鱼、海蜇

日常食物五味表

	中医作用	食疗作用	适合体质	不适合体质	自然食品类别
甘	补，和，缓。	健脾，帮助食物运化、吸收。	消瘦，虚弱，干燥。	肥胖、湿症、多痰、多鼻涕、有水肿。甘味走肉，肉病（例：肥胖）不可多食。	大多数谷物、甜味水果、蔬菜、果实种子、天然甜味料、大部分肉、乳类。
咸	多属凉。	润燥、解毒、轻泻、帮助消化。	干燥，消瘦，虚弱，容易神经紧张。	湿气聚集、过重、经常疲累、便溏、水肿、高血压。咸味走血，血病（例：贫血）不可多食。	海洋蔬菜类、咸味料、小米、薏米等。
酸	多属凉。	收敛、凝聚、解毒、解腻，防止能量走泄，促进矿物质吸收。	精神焕散，性情多变，滴尿，盗汗，痔疮，皮肤松软。	脾胃虚弱、多湿、水肿、肥胖、湿疹、精神状态沉重。酸味走筋，筋病不可多食酸味。	山楂、柠檬、青柠、泡菜、苹果、酸梅、葡萄、芒果、绿茶、黑茶、赤小豆、番茄、韭菜、醋、发酵食品。
辛	分热、凉、平。	把病恶之气散出。化痰、改善消化，促进新陈代谢。	分症食疗。	辛味走气，气病（例：脾气大、急躁）不可多食辛味。	热：留兰香、姜、葱、蒜、洋葱、丁香、肉桂、辣椒。凉：薄荷、白胡椒、萝卜。平：芋头、芜菁。
苦	多属凉。	帮助排泄，可以燥湿、收敛。	动作迟缓，思考缓慢，常觉疲惫，易有水肿，怕热，性情暴躁。	体质虚弱、消瘦、紧张、干燥。苦味走骨，骨病不可多食。	苦瓜、苜蓿芽、长叶莴苣、德国黑麦、芹菜。

四、北京地区应季食物推荐

	蔬菜
1月	青菜、卷心菜、菠菜、芹菜、萝卜、慈姑等
2月	青菜、卷心菜、菠菜、芹菜、菜尖等
3月	青菜、菠菜、芹菜、菜尖、花菜、韭菜等
4月	青菜、莴笋、鸡毛菜、芹菜、菜尖、花菜等
5月	青菜、卷心菜、莴笋、鸡毛菜、黄瓜、蚕豆、茭白、番茄等
6月	卷心菜、黄瓜、番茄、土豆、鸡毛菜、刀豆（菜豆）、茄子、南瓜等
7月	豇豆、茄子、鸡毛菜、卷心菜、冬瓜、丝瓜、毛豆、辣椒、土豆、扁豆、卷心菜、空心菜等
8月	冬瓜、豇豆、茄子、青菜、鸡毛菜、南瓜、丝瓜、毛豆、辣椒、土豆、扁豆、卷心菜、空心菜等
9月	青菜、冬瓜、萝卜、丝瓜、毛豆、豇豆、茄子、辣椒、芋艿、茭白、卷心菜、扁豆等
10月	青菜、卷心菜、菠菜、芹菜、萝卜、芋艿、茭白、花菜、茼蒿、生菜、花瓜等
11月	青菜、卷心菜、菠菜、芹菜、萝卜、莴笋、花菜、荠菜、草头、生菜、慈姑、青蒜等
12月	青菜、卷心菜、博菜、芹菜、萝卜、塌菜、荠菜、慈姑、花菜等

注：建议家长在所在地各个季节旺产旺销的蔬菜是什么就吃什么。

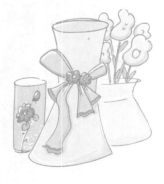

图书在版编目（CIP）数据

24节气营养育儿新主张 / 邹春蕾著. —北京：中国妇女出版社，2014.6

ISBN 978-7-5127-0858-7

Ⅰ.①2… Ⅱ.①邹… Ⅲ.①婴幼儿—营养卫生—基本知识 Ⅳ.①R153.2

中国版本图书馆CIP数据核字（2014）第075637号

24节气营养育儿新主张

作　　者：	邹春蕾　著
策划编辑：	刘　宁
责任编辑：	刘　宁
封面设计：	吴晓莉
责任印制：	王卫东
出版发行：	中国妇女出版社
地　　址：	北京东城区史家胡同甲24号　　邮政编码：100010
电　　话：	（010）65133160（发行部）　65133161（邮购）
网　　址：	www.womenbooks.com.cn
经　　销：	各地新华书店
印　　刷：	北京联兴华印刷厂
开　　本：	185×235　1/12
印　　张：	19
字　　数：	210千字
版　　次：	2014年6月第1版
印　　次：	2014年6月第1次
书　　号：	ISBN 978-7-5127-0858-7
定　　价：	32.00元